그 누구도 당신이
아픈 진짜 이유를
말해주지 않는다

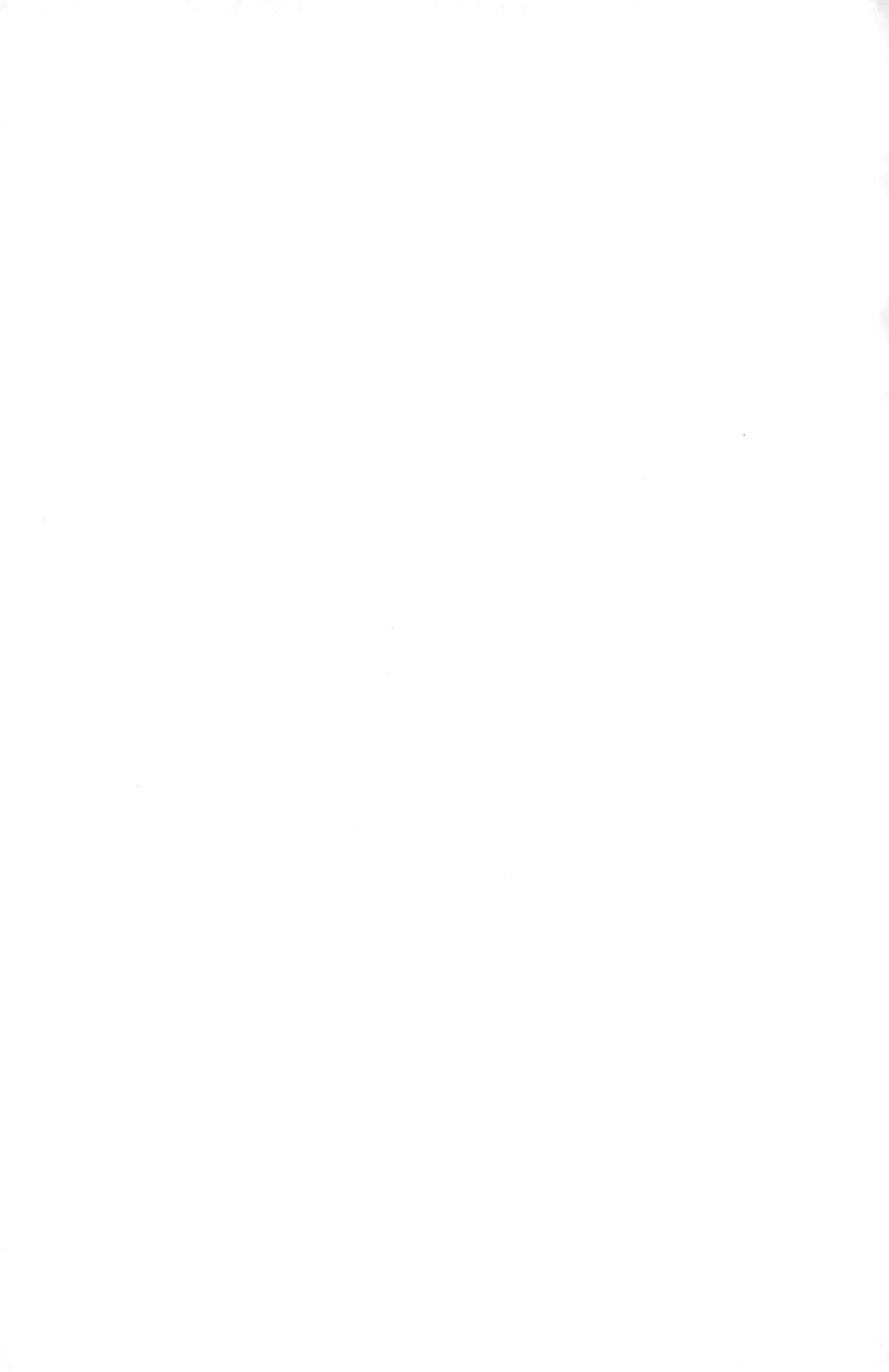

그 누구도 당신이 아픈 진짜 이유를 말해주지 않는다

"질병의 원인도 모르고 치료도 잘 안 되는 사람이 봐야 할 책!"

강신용 지음

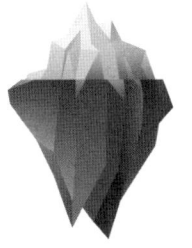

내몸사랑
연구소

Prologue
왜 누구도 아픈 이유를 알려주지 않는가

현대의학은 점점 놀라운 발전을 거듭하고 있다. 그러나 병에 걸려 고통받는 사람은 오히려 늘고 있는 듯하다. 만성질환을 겪으며 아픔을 호소하는 사람들은 자신이 대체 왜 이런 병에 걸린 것인지, 어떻게 해야 완치를 하고 더 이상 아프지 않을 수 있는지 알고 싶어 한다. 하지만 인터넷에 정확하지 않은 의학 정보들은 넘쳐나고, 의료인들이 환자분들에게 그 원인과 치료법을 세세하게 알려주기란 녹록지 않은 것이 그들의 현실이다. 필자는 이렇게 이유도 모른 채 고통받는 환자들의 모습에 안타까움을 느껴 이 책을 쓰기로 결심했다.

의료인은 환자에게 질병에 대한 정확한 정보를 전달하고, 몸이 왜 아프게 되었는지를 세세히 설명함으로써 다시는 병에 걸리지 않도록 돕는 것이 마땅하다. 그러나 진료 시간의 부족, 정보제공의 한계 등의 이유로 의사는 환자분들에게 증상에 대한 간단한 설명과 함께 처방을 해줄 뿐이다. 아픈 사람들은 자신이 왜 아픈지도 모른 채 처방에 의존해 구멍 난 독을 가까스로 메우는 격이 된다. 이래서는 아픈 몸을 넘어 건강한 몸으로 살아가기는 힘들다.

  누구나 건강한 몸으로 살고 싶어 한다. 건강하게 살기 위해서 우리가 명심해야 할 것은, 우리의 몸을 건강하게 지켜나가야 할 주체가 나 자신이라는 사실이다. 아무리 좋은 약, 좋은 치료법이라도 정확한 질병의 원인을 알지 못한다면 무용지물이 된다. 완치를 위해서는 내가 왜 아픈지, 질병에 걸린 내 몸의 정확한 상태를 알고 증상 완화가 아닌 근본적 치료에 들어가야 한다. 근본 치료를 위해서는 50% 환자의 의지와 노력, 50% 의사의 가이드가 필요하다. 필자는 28년 동안 수많은 임상과 연구를 통해 우리 몸이 아픈 원인을 정리해왔다. 각종 질환으로 도저히 나을 수 없으리라 생각했던 사람들이 완치되고, 몸 곳곳의 통증으로 고통받던 사람들이 치유되고, 평생 소화 한 번 시원하게 못 해본 채 힘들어하던 사람들이 낫는 모습을 지켜보면서 이 책에 담은 내용을 일반인들에게도 반드시 알려주고 싶다는 생각에 이르게 되었다.

우리가 '아프다'고 할 때 그 원인은 복합적으로 발생한다. 그런데 병원에서는 가장 두드러진 증상에 대해서만 쉽게 처방한다. 한 마디로 증상 위주의 치료에만 집중되어 있다는 말이다. 그렇게 되면 시간이 지남에 따라 재발하거나 다른 질환을 불러오는 등 결코 완전한 치료가 되지 못한다. 따라서 아픈 몸을 건강하게 회복하고 싶다면 반드시 근원적 원인에 집중할 필요가 있다.

건강한 몸을 갖기 위해서는 아픈 몸을 만드는 근본 원인 5가지를 알아야 한다. 그것은 바로 소화장애, 장누수, 면역불균형, 독소, 스트레스다. 이 5가지는 서로 유기적인 관계를 이루면서 연쇄적으로 문제를 일으킨다. 보통 대부분의 질환은 소화장애로 시작하는데, '소화가 잘 안 된다'는 것은 몸에 질병이 시작되는 신호일 가능성이 크다. 그러나 이것을 사소한 증상으로 보고 지나치는 경우가 대부분인데, 이것이 나중에 위장질환, 뇌질환, 여성질환, 알레르기질환, 자가면역질환 등 걷잡을 수 없는 전신질환으로 이어지게 된다.

또 중요한 것은, 우리가 질병에 걸렸을 때 겉으로 보이지 않지만 우리 몸은 4가지 상태에 놓이게 된다. 바로 혈액순환 장애, 저산소, 저체온, 만성염증이다. '아프다'고 할 때 우리 몸 안은 빙산의 보이지 않는 부분처럼 이 4가지 상태로 고통받고 있다. 혈액순환 장애, 저산소, 저체온, 만성염증은 앞에서 말한 '우리 몸을 아프게 하는 근본 원인 5가지'에도 영향을 주면서 질병의 악순환을 만들어낸다.

이처럼 우리가 '아프다'고 할 때는 단순히 한 가지 요인이 작용한 것이 아님을 알아야 한다. 질병이 발생하는 과정에는 위에서 말한 9가지가 계속해서 영향을 주며 유기적으로 얽혀 악순환을 만들어낸다. 이를 모른 채 의료쇼핑에 중독되어 영양제나 치료제에만 의존한다면 병은 낫지도 않고 몸만 지쳐갈 것이다.

몸이 정말 아프다면 전문가에게 도움을 요청해야 한다. 의료인들은 몸이 아픈 사람들에게 처방을 넘어 최대한 아픈 이유에 대한 정확한 정보를 전달하기 위해 노력해야 한다. 나 역시 의료인으로서 그 시간이 녹록지 않음을 너무 잘 알지만, 그럼에도 불구하고 의료인의 의무이자 목적인 인간의 건강하고 행복한 삶을 위해서 그 노력은 필수적임을 잘 알고 있다. 그런 뜻에서 집필하기 시작했고, 이 책을 통해 질병으로 고통 받는 많은 사람들이 병의 근본 원인을 명확하게 이해하고 완치해나갈 수 있길 진심으로 바란다.

다시 한번 강조하지만 건강한 몸을 만들기 위한 주체는 나 자신이다. 전쟁에서 싸워 이기기 위해선 나 자신을 알고 상대를 알아야 하듯, 아픈 몸을 이겨내기 위해서는 우리 몸과 질병에 대한 정확한 이해가 필요하다. 위에서 말한 우리 몸을 아프게 하는 근본 원인 5가지, 눈에 보이지 않는 질병의 근본 원인 4가지를 충분히 이해한 후 전문가의 가이드에 따라 치료에 들어간다면 근본적인 치료가 가능해진다. 물론, 이때 역시 환자의 노력은 필수적이다. 의료인의 정확한 가이드와, 올바른 정보를 통한 환자의 실천과 행동이 완치를 이루어낸다.

　아는 만큼 보이고, 보이는 만큼 행할 수 있다고 했다. 지금 이 순간에도 우리 몸은 끊임없이 신호를 보내오고 있다. 이 책을 통해 부디 많은 사람들이 자신의 몸을 이해하고 자연치유력을 회복하여 오랫동안 건강한 몸으로 행복한 삶을 이루길, 희망한다.

2021년 1월,
강신용

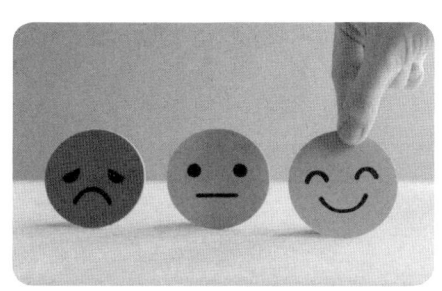

왜 아무리 많은 병원을 다니고
좋은 약을 먹어도 낫지 않는 걸까?
질병에 걸리는 근본 원인을 파악하여
치료의 핵심전략을 파헤치다!

CONTENTS

프롤로그　004

PART 1 ─────
누군가 내가 왜 아픈지 말해주면 좋겠다

내 몸은 왜 아플까　018
건강한 몸이란 무엇인가　021 | 왜 아픈지 알아야 치유가 시작된다　023

아픈 몸을 만드는 5가지 근본 원인　025
자연치유력을 회복하는 것이 건강한 몸을 만드는 비결이다　026

PART 2
내 몸을 아프게 하는 질병의 근본 원인 5가지

Chapter 1 우리 몸의 첫 번째 경고 메시지, 소화장애

건강과 질병의 갈림길에 소화가 있다   036

대부분의 질병은 소화장애에서 시작된다   039 | 질병에 걸리는 사람들이 간과하는 소화장애 위, 장, 간 트라이앵글   043 | 소화장애가 혈액을 오염시킨다   047

위산에 대한 오해와 진실   050

소화의 최대 적, 스트레스   055

소화장애가 만드는 위장질환들   058

소화장애가 알레르기를 만든다   061 | 역류성식도염은 위산분비 과다가 아닌 위산분비 저하가 원인이다   062 | 담적은 위운동이 비정상적인 상태이다   066 | 과민성장증후군은 장의 염증이 원인이다   069

Chapter 2 장이 살아야 내 몸이 산다

장은 우리 몸의 건강 척도다   073

장은 인체의 1차 방어막이다   076 | 유년 시절 장 건강이 평생의 건강을 좌우한다   078 | 장은 제2의 뇌다   082 | 장내세균의 비밀(제2의 유전자)   083 | 유익균 vs. 유해균   085

만성질환을 유발하는 장내세균 불균형   088
장내세균 불균형은 왜 생기는 것일까?   091

장누수는 모든 전신질환의 숨겨진 블랙박스다   096
장누수의 위험성   098 | 장누수는 어떻게 비만을 만드는가   103

Chapter 3 현재와 미래의 건강을 위한 방어시스템, 면역

왜 면역이 중요한가   110

면역에 중요한 KEY, 단쇄포화지방산의 역할들   118
알레르기 비염이나 류마티스관절염은 장내세균 불균형으로 인해 발생한다   122 | 면역 저하는 감염과 암을 유발한다   125

면역력 향상보다 면역 균형이 중요하다   127

면역 불균형이 만드는 질환들   130
알레르기 비염은 장 건강이 치료의 핵심이다   132 | 면역시스템의 혼란이 류마티스관절염을 만든다   133 | 잘못된 면역시스템의 공격, 갑상선기능저하   135

Chapter 4 건강 회복을 위한 가장 기본적인 준비, 해독

인체는 독소에 어떻게 반응하는가   139
우리는 모두 독소의 바다에 살고 있다   146 | 의사들도 독소가 무섭다   148

반드시 해독을 해야 하는 이유   150
해독의 방해꾼, 염증   153 | 독소가 질병을 만든다   155

해독을 부르는 내 몸의 신호들 157
우리 몸의 해독 장기들 160
어떤 해독 프로그램을 선택해야 할까 166

Chapter 5 건강 악순환을 만드는 주범, 스트레스

건강한 사람의 급성 스트레스,
아픈 몸을 유발하는 만성 스트레스 172

만성 스트레스는 우리의 몸을
조금씩 점차적으로 파괴해간다 175

스트레스가 만드는 여러 전신질환들 179
스트레스가 장누수를 만든다 179 | 스트레스가 면역력을 떨어뜨린다 182 | 스트레스를 잡지 않으면 월경불순, 불임, 생리통 등의 여성질환은 결코 잡을 수 없다 185 | 질 좋은 수면을 방해하는 스트레스 186 | 대부분의 뇌질환은 스트레스에서 출발한다 188

PART 3
아픈 몸을 회복하는 치유 전략 4가지

Chapter 1 눈에 보이지 않는 질병의 근본 원인 4가지를 치유해야 한다

혈액순환 장애 198

저산소 201

저체온 205

만성염증 210

Chapter 2 치유 전략 첫 번째, 내 몸에 무엇을 넣는가

가장 쉬운 건강 지킴이, 올바른 식이 219

장 건강을 지켜주는 팔레오 식이로 바꿔라 221 | SIBO(소장 내 세균과다증식)를 잡아주는 저포드맵 식이 227

질 높은 건강관리, 맞춤 영양소 공급 229

각 질병에 따라 필요한 영양소는 무엇일까 230

산소가 충만한 몸 만들기 233

건강한 몸에는 왜 산소가 중요할까? 234 | 산소 치료는 어떻게 할 수 있을까? 237

Chapter 3 치유 전략 두 번째, 내 몸이 무엇을 해야 하는가

건강의 선순환을 만드는 스트레스 관리　242

내 몸의 리셋 버튼, 간헐적 단식　245

체온 1도가 내 몸을 살린다　248

뇌 해독의 유일한 방법, 수면이 중요한 이유　254

저체온, 저산소를 막는 운동　258

Chapter 4 치유 전략 세 번째, 내 몸이 잘 배출하는가

건강을 위한 습관, 해독　261

에필로그　268

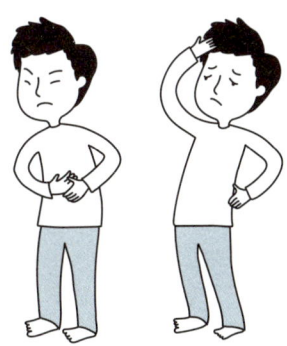

그 누구도 절대 알려주지 않는
아픈 몸의 진실을 파헤치다!

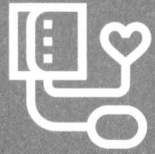

PART 1
누군가 내가 왜 아픈지 말해주면 좋겠다

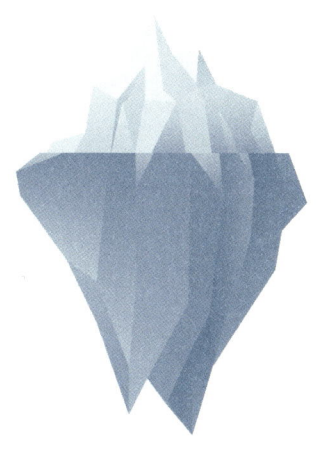

내 몸은 왜 아플까

남편이 갑자기 쓰러져 병원에 갔지만, 몇 달이 지나도 병이 호전되지 않아 이 병원 저 병원을 전전하던 환자분이 내원한 적이 있다. 가장으로서 밤낮없이 일만 했다는 그의 몸을 살펴보면서 단순한 증상 치료로는 절대 건강을 회복할 수 없다는 것을 알 수 있었다.

안타까운 것은 많은 사람들이 몸이 보내는 신호를 무시한다는 사실이다. '괜찮겠지.' 혹은 '조금 더 참아야지.' '별거 아닐 거야.' 하고 생각하며 우리 몸을 병이 나을 수 없는 몸, 아픈 몸으로 만든다. 그러다 참을 수 없을 만큼 힘들어졌을 때 병원을 찾는다. 병원에 가면 원인도 찾고 병도 나을 거라고 생각한다. 그러나 현대의학으로는 그 흔한 고혈압, 당뇨병조차 아프기 전의 상태만큼 완전하게 회복시키지 못한다. 단지 혈압이나 당을 조절하는 약을 처방하는 데 그칠 뿐이다. 손에 가시가 박혔는데, 그 가시를 제거하지 않고 그 위에 약을 바르는 셈이다. 제대로 된 치료를 위해서는 가시를 찾아서 뽑아내는 것이 먼저다. 즉 혈압과 당의 수치가 오르는 근본적인 이유를 찾아야 두 번 다시 재발하지 않도록 근원 치료를 할 수 있다는 소리다. 우리 몸에 문제가 생기고, 질환이 발생했을 때 근본적인 원인을 찾지 않는다면 일시적 증상 치료는 얼마 지나지 않아서 동일한 증상과 아픔을 불러온다.

앞 사례처럼 이런 경우를 만날 때마다 필자는 안타까움을 금치 못한다. 특히 한 가정의 가장이 갑자기 쓰러지거나, 사랑하는 이가 원인을 알 수 없는 병으로 병원을 전전하며 "아프다."고 고통을 호소하지만 결국 많은 돈만 버리고 치료가 이루어지지 않을 때. 그들이 안게 될 마음의 상처도 심각할 뿐 아니라 상황이 오래 지속될수록 가정은 무너지고 마음도 지쳐간다.

질병은 우리 몸이 보내는 메시지이다. 현대에는 잘못된 생활습관이나 지나친 스트레스, 인간관계와 가정문제 등 건강의 균형을 깨뜨리는 요인이 수없이 많다. 질병은 이러한 환경을 견디다 못해 '살려줘!' 하고 보내오는 구원의 메시지라고 할 수 있다. 그 메시지에 응답하고 근본적인 원인을 제거하지 않는다면 우리 몸은 질병으로부터 자유로워질 수 없다. 완전한 치유가 이루어지고 건강한 몸을 지키려면 반드시 질병의 근본 원인을 알아야 한다. 그것을 알고 예방하고, 나아가 생활습관을 개선할 수 있는 사람은 그 누구도 아닌 바로 환자 자신이다.

건강한 몸이란 무엇인가

● 세계보건기구(WHO)는 2020년 기준 '건강'에 대한 정의를 다음과 같이 내렸다.

"건강이란 질병이 없거나 허약하지 않을 뿐 아니라 신체적·정신적·사회적 및 영적 안녕이 역동적이며 완전한 상태를 말한다."

건강에 대한 정의는 과거부터 지금까지 조금씩 바뀌어 왔는데 원시시대와 중세시대에는 각종 전염병으로 많은 사람들이 목숨을 잃었기 때문에 건강한 신체를 가지고 있고 생물학적 기능이 정상이라면 '건강하다'고 말했다. 반면 르네상스와 산업혁명 시기를 거치며 인간의 삶에서 정신적인 부분이 중요해졌고 이때는 신체적인 건강뿐 아니라 어느 정도 교육수준을 갖추고 정상적인 사회생활을 해야지만 '건강하다'고 이야기했다. 현대에 와서는 건강을 위협하는 요소가 도처에 도사리고 있기에 건강 자체를 단순히 '개인'에 두지 않고 사회적인 개념으로 보게 되었다. 즉 사회를 구성하는 각 개인이 정신적, 육체적, 영적으로 안정되고 편안한 상태, 몸은 질병으로부터 안전하고 정신은 그 바탕 위에 안녕한 상태를 두고 건강하다고 말하게 된 것이다. 과거에는 건강하다는 것이 생존과 직결되는 문제였다면 이제는 행복을 결정하는 중요한 지표가 되었다.

건강의 개념이 현대에 와서 사회적인 개념이 된 핵심적 이유는 우리의 몸과 정신을 아프게 만드는 요소가 과거에 비해 훨씬 많아졌기 때문이다. 관계도 복잡해지고 정보를 교환할 수 있는 통로도 다양해지고 섭취하는 음식의 종류나 형태도 달라졌다. 이로 인해 과도한 스트레스로 정신적 건강과 육체적 건강 모두가 무너지기도 하고, 잘못된 식습관과 생활습관으로 몸이 망가지기도 한다. 사회적으로 다양한 활동을 하고 맛집을 찾아다니는 데 많은 돈을 투자하는 만큼 망가진 몸과 정신을 치유하는 데도 상당한 돈을 투자하게 되었다. 이렇게 건강해지는 것에 많은 관심을 가지는데도 과거에 비해 더 많은 질병이 발생하고 '아프다'고 말하는 사람이 많아진 이유는 무엇일까?

왜 아픈지 알아야 치유가 시작된다

● 30대의 한 직장 여성인 A씨가 찾아왔다. 4살, 6살 두 아이의 엄마이면서 출산 이후 가정과 직장생활을 병행하며 몸은 만신창이가 되었고 아픈 몸을 치료하고자 이 병원 저 병원을 전전하다 마지막 종착지로 우리 한의원을 찾은 것이다. A씨는 2년 전부터 소화가 잘 안 되면서부터 여기저기 아픈 증상이 나타나기 시작했다. 병원에서 만성위염과 역류성식도염이라는 진단을 받고 약을 먹었지만 쉽게 낫지 않았다. 증상이 심해질 때만 처방받은 약을 복용하다 보니 어느새 갑상선과 간기능 저하까지 오게 되었다. 피로감이 이루 말할 수 없이 심해졌고 피부 습진에 요통, 근육통 등 전신으로 불편한 증상이 확대되더니 급기야 불면증으로까지 이어졌다. 한 마디로 전형적인 만성질환 상태가 되어 있었다.

A씨와 깊이 이야기를 나눠보니 A씨는 현재 아이 둘을 돌보느라 육아스트레스가 심했고 회사 일을 병행하는 것도 녹록지 않아 늘 스트레스 지수가 높은 상태였다.

보통 우리가 '몸이 아프다'고 말할 때 특정 한 부분만을 의미하는 경우는 드물다. 대개는 한두 가지 증상으로 시작해 그것이 온몸으로 퍼지는 느낌을 받는다. A씨와 마찬가지로 대부분 소화가 잘 안 되는 증상을 시작으로 몸 여기저기에서 아픔이 시작된다. A씨는 필자와 함께 차근차근 치료를 해나간 결과 결국 몸이 완전히 치유되었고 정상적인 생활을 할 수 있게 되었다. 오랜 통증과 낫지 않는 질병으로 우울감에 젖었던 마음도 한결 좋아졌음은 물론이다.

몸을 건강하게 만들기 위해서는 내가 왜 아픈지를 이해하는 것이 중요하다. "나는 왜 아플까?" 이유는 간단하다. 우리 몸을 스스로 치유할 수 있는 자연치유력이 손상되어서 그렇다. 그렇다면 건강한 몸은 어떤 몸인가? 바로 자연치유력이 회복된 몸이다. 자연치유력이란 질병에 걸렸을 때 특별한 치료를 하지 않아도 건강한 상태로 회복되는 힘을 일컫는다. 이를테면, 감기에 걸려서 증상이 심하면 약을 처방받지만 이는 증상 완화에 도움이 될 뿐이다. 인체 스스로가 체온을 높이고 면역력을 발휘하여 이겨내야만 한다. 이것이 바로 자연치유력이다. 1인 가구, 고령화 시대, 많은 학자와 연구자들이 코로나 19 이전의 시대로 돌아갈 수 없다고 경고하는 지금, 건강하고 행복한 삶을 만들어나가려면 우리는 인체의 자연치유력이 완전하게 가동될 수 있는 방법을 찾아야 한다.

필자는 지난 28년간 질병의 5가지 근본 원인을 찾고 단순히 증세 완화가 아니라 건강한 몸을 만들기 위한 체계적인 치료법을 만들기 위해 노력해왔다. 자연치유력을 구성하는 소화, 건강한 장, 면역 균형, 해독, 스트레스 이 5가지 근본 요소는 서로 사이클을 이루며 선순환 혹은 악순환을 만들어나간다. 또한 이렇게 자연치유력이 손상된 상태의 우리 몸은 눈에 보이지 않는 4가지 상태인 혈액순환 장애, 저산소, 저체온, 만성염증 상태에 있다는 사실을 알게 되었다. 따라서 우리 몸의 진정한 회복과 치료는 몸을 아프게 하는 근본 원인 5가지와 더불어 눈에 보이지 않는 4가지 상태를 정상으로 회복했을 때에 비로소 이루어진다. 필자는 앞으로 이 책을 통해 우리 몸을 아프게 하는 5가지 근본 원인을 이해하고, 자연치유력을 높여 내 몸을 건강하게 유지하는 방법에 대해 이야기할 것이다. 또 눈에 보이지 않는 4가지 몸의 상태에 대해 살펴보면서, 아무리 노력해도 아픈 몸이 근본적으로 치료되지 않았던 이유에 대해 세세히 알려주려고 한다.

아픈 몸을 만드는 5가지 근본 원인

필자는 질병이 생겼다, 아프다 하는 것을 부정적으로만 보지 않는다. 앞에서도 말했듯 우리가 '아프다' 하는 것은 몸이 스스로 치유를 해낼 수 있는 능력을 잃었다는 의미인데, 아프다고 느끼는 아무런 증상도 없이 몸 안이 망가져 가고 있다면 어떻겠는가? 미리 안다면 큰 병이 되기 전에 막을 수 있다. 따라서 질병은 몸과 마음이 보내는 신호와도 같다. 평소 올바른 식습관과 생활습관으로 건강을 잘 유지한다면 다행이지만 그렇지 못한 경우 질병이나 몸의 불편함을 통해 '건강의 적신호', 즉 몸이 보내는 메시지를 들을 수 있다는 사실은 오히려 다행이다. 그래야만 치료도 시작할 수 있다.

자연치유력을 회복하는 것이
건강한 몸을 만드는 비결이다

● 경제적으로 성공한 자산가인 지인과 얘기를 나눈 적이 있다. 우리 나이쯤 되면 뭐가 가장 중요한 것 같으냐고 물었는데, 그는 "건강이 최고야. 건강을 잃으면 다 끝이지."라고 답했다. 극적 성공을 이룬 사람들 중에는 일찌감치 커다란 부를 이루었지만 건강을 잃게 되자 쌓아 올린 부가 아무런 의미가 없어졌다고 말하는 사람들이 있다. 그들은 건강한 몸을 바탕으로 이룬 성공만이 진정한 행복을 가져다주더라는 이야기를 한다. 그래서 "차라리 그때 아팠던 게 다행이다. 내 삶을 바꿀 수 있는 중요한 터닝포인트가 되었기 때문이다."라고 입을 모아 말한다. 지금 혹시 여러 질병을 안고 있다면, 병명을 알 수 없지만 각종 증상으로 고통받고 있다면 현재에 절망

하기보다 이 타이밍을 긍정적으로 바라보자. 드디어 우리는 나을 수 있는 기회를 잡은 셈이다. 더불어 병의 근본 원인인 5가지를 잘 이해하면 병의 치유를 넘어서 건강한 몸을 유지하는 열쇠를 얻을 수 있다.

그렇다면 '우리 몸이 아프다'는 것을 결정하는 5가지 요소는 무엇인가? 그림 1을 보자.

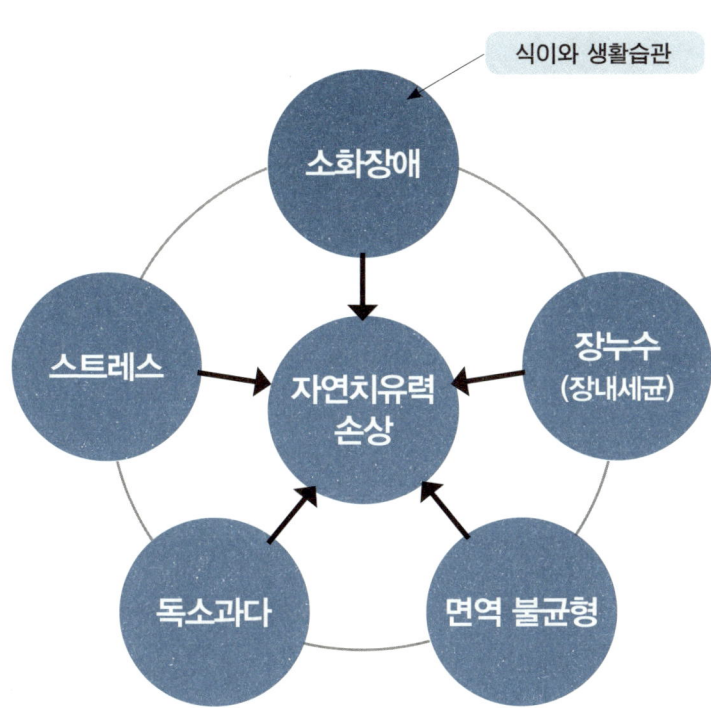

· [그림 1] 건강을 무너뜨리는 근본 원인 5가지 ·

우리 몸의 자연치유력은 이 5가지에 의해 결정된다. 즉 소화장애, 장누수, 면역 불균형, 독소과다, 스트레스에 의해 질병이 발생하고 건강이 무너진다. 이 5가지는 하나를 시작으로 연쇄적으로 일어나기도 하고 몇 가지가 동시에 발생하면서 서로 유기적으로 연관되어 결국 악순환을 만들어내기도 한다. '소화가 잘 되지 않는다'는 작은 증상을 우습게 볼 수 없는 이유는 소화장애를 시작으로 다른 곳에도 이미 문제가 생겼다는 의미가 되기도 하기 때문이다.

앞에서 이야기한 A씨의 사례 역시 5가지 요소가 모두 관여되어 있는데 대부분의 환자들이 마찬가지다. 소화장애를 시작으로 각 단계별로 넘어가며 새로운 질병이 만들어지기도 하고, 스트레스를 시작으로 다른 요소에 문제를 일으키기도 한다. 역류성식도염환자는 비만이나 여성호르몬 불균형을 함께 가졌을 가능성이 높은 것처럼 말이다. 결국 우리 몸의 자연치유력을 결정하는 5가지 요소 중 한 가지라도 문제가 생긴다면 우리 몸은 '아픈' 상태가 되며 그대로 방치할 경우 심각한 전신질환으로 이어질 수 있다.

오랫동안 많은 만성질환 환자들을 치료해오면서 알게 된 것은 대부분의 질병이 '소화장애'로부터 시작된다는 사실이었다. 소화장애가 장내세균 불균형을 만들면 이 불균형이 곧 면역 불균형을 초래해 알레르기, 자가면역질환 등의 각종 질환을 만들어낸다. 필자는《아폰 사람의 99%는 장누수다》라는 저서를 통해 장누수의 위험성에 대해 역설한 바 있다. 소화장애가 장을 손상시켜 장누수(장내 염증으로 인해 장벽이 손상 혹은 열리면서 장에 누수가 되는 현상)가 되면, 누수된 장벽을 빠져나간 많은 독소들이 혈류를 타고 전신에 영향을 미치는데 뇌질환에서부터 갑상선질환, 자궁질환, 피부질환, 대사증후군, 암 등 다양한 만성질환 및 원인 모를 질병들을 만들어낸다.

또한 우리 몸에는 외부로 받는 스트레스 외에도 질병으로 인한 내부 스트레스도 존재하는데, 이 스트레스가 소화장애를 일으켜 다시 질병을 일으키는 악순환이 반복된다. 보통 우리 몸이 '아프다'고 할 때는 이 5가지가 원인이 되어 작용하는데, 그때 우리 몸은 눈에 보이지 않는 4가지 상태에 놓여 있다고 볼 수 있다. 그것은 바로 혈액순환 장애, 저산소, 저체온, 만성염증이다. 우리 몸이 이 4가지 상태에 있다면 그것은 돌이킬 수 없는 큰 병으로 이어지기도 한다. 따라서 현대인이 흔히 앓고 있는 담적, 역류성식도염, 과민성장증후군, 만성위염 등의 증상은 단순히 '소화' 관련 질환으로 보고 증상을 치유한다면 결코 나아질 수 없을 것이다. 소화장애 문제뿐만 아니라 눈에 보이지 않는 4가지에 대한 근본 치료가 함께 이루어질 때에 비로소 우리 몸은 건강을 회복할 수 있는 단서가 확보된다. 자연치유력의 회복 역시 거기에서부터 시작된다.

이제 2부부터는 이 5가지 근본 원인이 우리 몸에서 어떻게 생기며, 서로 어떤 유기적인 시스템을 갖고 움직이는지 살펴볼 것이다. 누구나 건강해지고 싶어 한다. 내 몸에 대해 잘 이해하고 질병의 발생 원인을 제대로 알 때 비로소 진짜 치료가 시작된다.

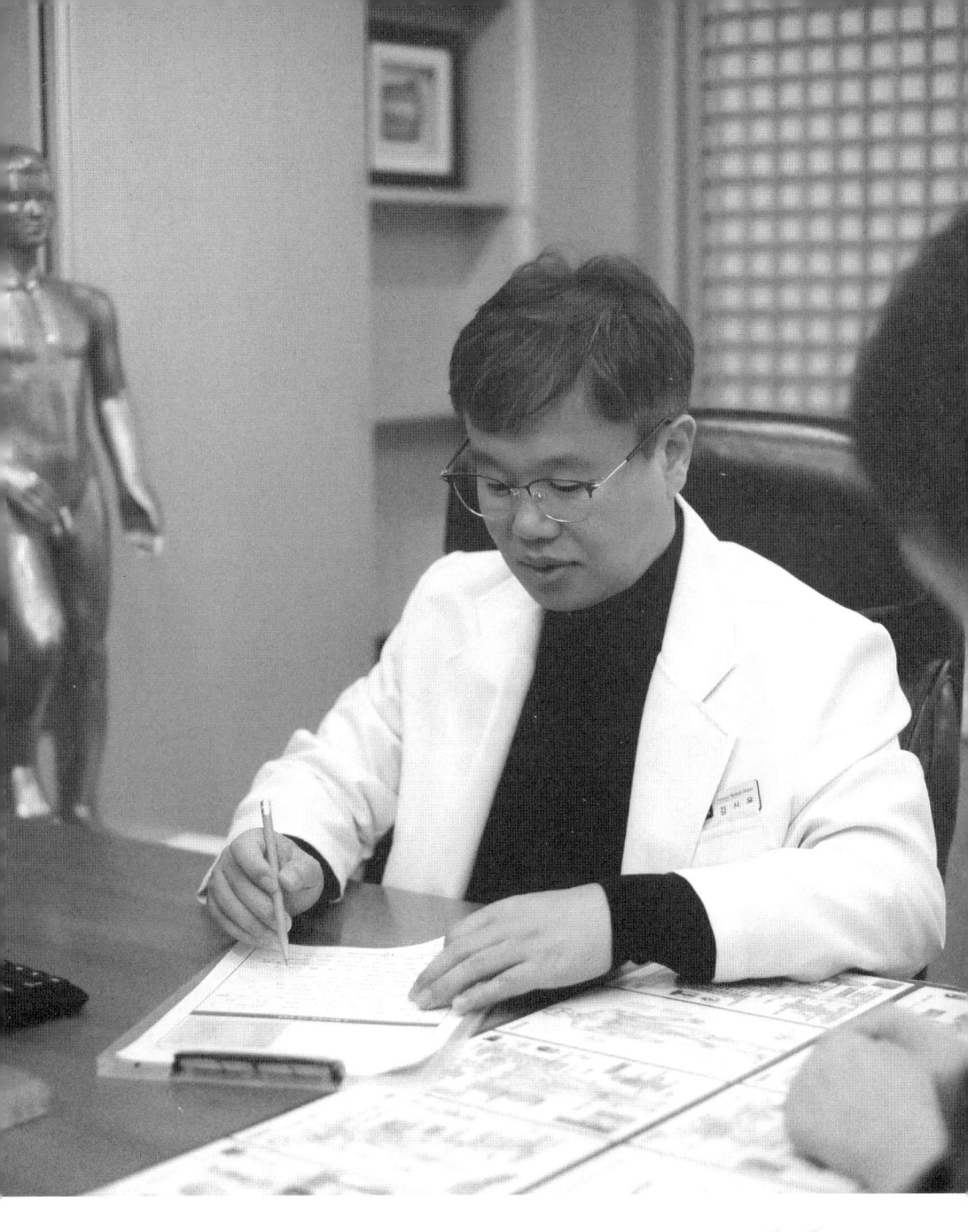

> 나는 당신이 오래도록 건강하길 바랍니다.
> 그래서 당신이 아픈 진짜 이유를 알았으면 좋겠습니다.

그 누구도 절대 알려주지 않는
아픈 몸의 진실을 파헤치다!

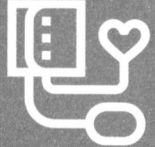

PART 2
내 몸을 아프게 하는 질병의 근본 원인 5가지

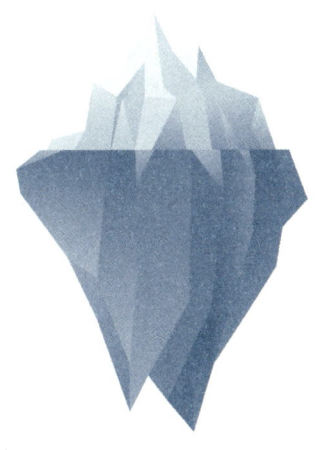

Chapter 1

우리 몸의 첫 번째 경고 메시지, 소화장애

사람은 살아가는 데 에너지가 필요하다. 이 에너지로 생각하고 활동하고 사랑할 수 있다. 그러면 사람은 이 에너지를 어디서 얻을까? 바로 우리가 매일 먹는 음식에서 그 에너지를 얻는다. 그러나 모든 사람이 먹은 음식을 통해 에너지를 만들어낼 수 있는 것은 아니다. 이는 소화기능이 정상적으로 작동하는 사람에게만 해당하는 얘기다. 아무리 좋은 음식이나 영양제를 먹어도 정상적인 소화 과정을 통해 몸에 필요한 영양소를 흡수하지 못하면 영양결핍이 생긴다. 즉 소화가 원활하게 되지 않으면 비싼 돈을 들여 좋은 음식과 약을 먹어도 그냥 변기로 흘려보내는 것과 같다.

　소화불량(담적)은 위와 관련된 질병 중 가장 대표적인 것이다. 4명 중 1명꼴로 위병에 시달리고 있다는 통계만 봐도 현대인들에게 소화 관련 질환이 얼마나 만연해 있는지 알 수 있다. 그런데 이 소화장애를 대수롭지 않게 넘기거나 소화제를 섭취하는 등 안일하게 생각하는 사람들이 많다. 소화가 잘 안 된다는 것, 이것은 곧 다른 장기에 문제가 발생할 것이란 첫 번째 경고 메시지와도 같다.

건강과 질병의 갈림길에 소화가 있다

　평소에 힘이 없고 무기력하고 조금만 움직여도 피로감을 느낀다면? 이때 우리는 가장 먼저 소화 기능이 제대로 작동하는지 점검해봐야 한다. "아니, 피곤한 것과 소화가 관련이 있나요?" 하고 묻는 경우가 있다. 피로감을 느낀다는 것은 몸의 에너지 생성에 이상이 생겼다는 뜻이며, 몸의 에너지를 만들어내는 소화시스템에 문제가 생겼을 가능성이 크다. 모든 질병은 일어나기 전 반드시 우리에게 신호를 보낸다. 따라서 질병을 막기 위해서는 몸이 나에게 보내오는 신호를 잘 알아차려야 한다. 우리 몸은 '소화 기능에 이상이 생겼다'

는 걸 알리기 위해 팽만감, 포만감, 가스, 트림, 메스꺼움, 속쓰림, 변비, 설사, 복통 등 다양한 증상으로 신호를 보내온다.

  이 신호는 곧 내 몸에 빨간불이 켜졌다는 뜻이다. 많은 사람들이 현재 자신의 질병이 정확히 뭔지도 모른 채 단순히 '뭘 잘못 먹었나? 소화가 잘 안 되네.' 하며 가볍게 넘기기 일쑤다. 그렇게 되면 질병을 미연에 방지할 수도 없을뿐더러, 더 큰 병을 초래할 수도 있다. 나는 괜찮아, 잠깐 이러다 말겠지, 하는 안일한 생각으로는 당신의 건강을 지킬 수 없다. 아주 작은 구멍이 둑을 무너뜨리듯이 사소하게 느껴지는 소화장애가 우리 몸에 심각한 질병을 불러올 수 있다.

  소화기능에 문제가 생겼다는 작은 신호는 만성질환으로 넘어가기 전에 몸이 우리에게 알려주는 매우 중요한 메시지다. 이 적신호는 역류성식도염, 담적, 과민성장증후군 등 위장질환뿐만 아니라 원인을 알 수 없는 수많은 질병이 발생하는 데 영향을 미친다. 예를 들어, 우울증이 발병한 경우 대부분의 사람들은 신경세포와 신경전달물질 분비에 이상이 있다고만 생각한다. 그러나 여러 케이스를 살펴본 결과, 소화기능의 문제에서부터 시작되어 장 건강이 무너졌고, 또 장에서 발생한 문제가 결국 뇌에까지 영향을 미쳐 우울증을 일으킨 것이었다.

  필자는 소화기능의 중요성에 대해 간과하며 살아가는 수많은 현

• 〔그림 2〕 우리 몸의 소화과정 •

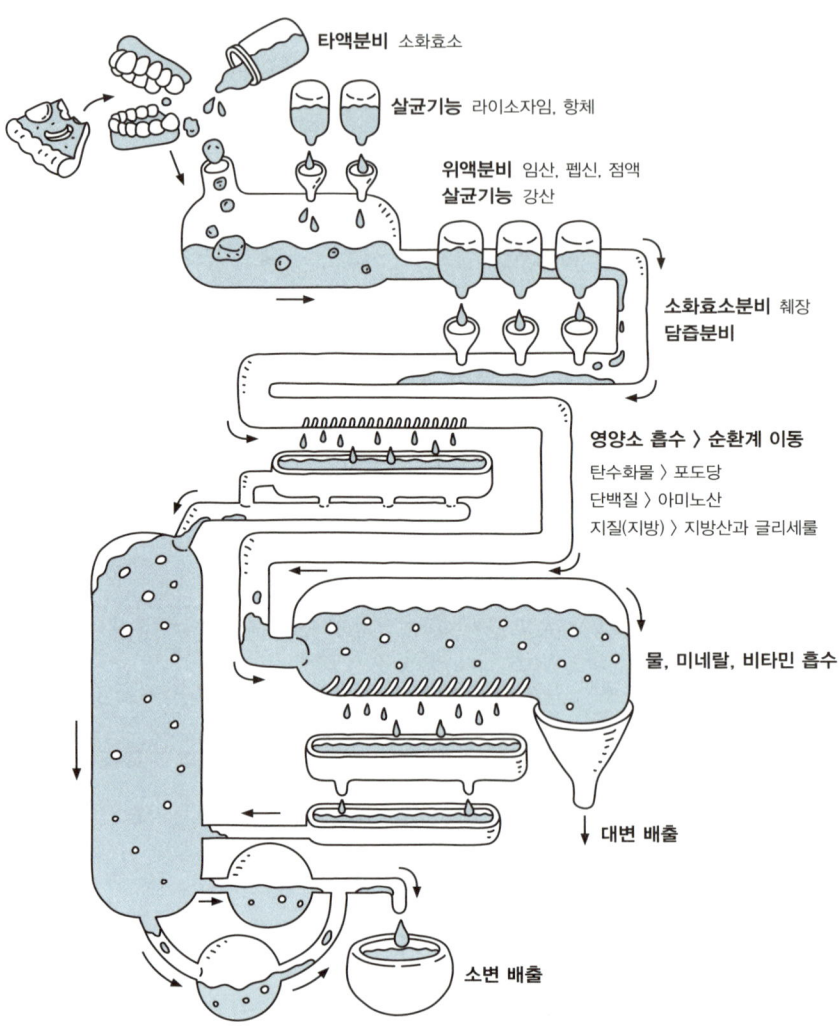

그 누구도
당신이 아픈 진짜 이유를
말해주지 않는다

대인이 원인도 모르는 질병에 힘들어하는 모습을 볼 때마다 몹시 안타깝다. 소화 과정 자체가 우리의 건강과 질병 발생에 매우 큰 영향을 끼친다는 사실을 명심하자. 결코 사소한 증상으로 치부하거나 무시해버려서는 안 된다. 소화기능의 문제는 질병 발생의 근원이라 해도 과언이 아니기 때문이다. 소화가 정상적으로 이루어지지 않으면 결국 질병의 도미노 현상이 펼쳐진다. 그러므로 질병을 치료하고 싶다면, 건강한 몸을 만들고 싶다면 가장 먼저 '소화가 잘되는지'를 점검해야 한다.

대부분의 질병은 소화장애에서 시작된다

● 소화장애를 시작으로 우리 몸에는 다양한 질병들이 만들어진다. 소화가 덜 되어 만들어진 독소와 염증들은 인체에 스트레스 반응을 일으킨다. 이 때문에 또다시 새로운 질병이 발생하고, 인체는 이 과정을 끊임없이 반복하는 악순환에 갇히고 만다. 치료를 늦출수록 호전되기가 어려운 이유가 여기에 있다. 소화장애는 스트레스를, 스트레스는 소화장애를 반복적으로 일으킴으로써 우리 몸은 혈액순환 장애, 저산소, 저체온, 만성염증 상태가 된다. 또 소화장애와 스트레스로 인해 덜 소화된 음식 조각이 혈류로 유입되거나 장

내 독소 등이 생성되면 알레르기질환, 자가면역질환, 류마티스관절염 등이 발생할 수 있다.

현대인들이 가장 많이 앓고 있는 위장질환은 무엇일까? 바로 담적과 역류성식도염이다. 또 변비와 설사를 반복하는 과민성대장증후군을 겪기도 한다. 이런 소화 관련 질환들은 모두 위산과 담즙분비가 저하되어 나타나는 현상이다. 역류성식도염 진단을 받으면 흔히 병원에서는 위산을 억제하는 약을 처방해주는데, 이것은 일시적 치료가 될 수 있을지는 몰라도 근본적 치료가 되진 못한다. 역류성식도염은 위산분비가 저하되어 발생하는 질병이기 때문이다. 위산분비가 저하되면 하부식도 괄약근 조절에 장애가 오는데 이로 인해 위에 있는 음식물이 역류하면서 역류성식도염이 생겨난다. 또 SIBO[01] (소장 내 세균과다증식)로 인해 위 내 압력이 증가하는 경우에도 역류성식도염이 발생한다. 즉 위산이 저하되어 세균이 과다하게 되면 가스가 발생하고, 가스가 위 압력을 증가시키면서 역류성식도염이 발생하는 것이다.

위산과 담즙분비가 저하되면 장운동에도 문제가 발생한다. 위산

---

01 Small intestinal bacterial overgrowth: 소장 내 세균이나 혐기성균 유해균이 비정상적으로 많이 증가하여 나타나는 증상.

이 제대로 분비되지 않으면 음식물들이 제대로 소화되지 못하고, 덜 소화된 음식물이 장에서 독소를 만들어내면 장벽에 염증이 생긴다. 이 염증이 장내세균[02]을 불균형 상태로 만드는데, 이로 인해 장운동이 더뎌지면 변비를, 장운동이 과다해지면 설사를 유발한다. 또 이 과정이 반복되면서 신경을 과민하게 만들어 복통을 유발하기도 한다. 염증이 심해지면 장벽이 뚫리면서 구멍이 생기고, 이것이 장누수(새는 장 증후군)로 이어진다. 그렇게 되면 뚫린 장벽으로 독소들이 몸 안으로 유입되고 결국엔 뇌질환, 여성질환, 갑상선질환, 만성피로, 섬유근육통 등 전신에 다양한 질환을 야기시킨다.

  소화에 장애가 생기면 일단 영양결핍이 일어날 수밖에 없다. 우리 몸은 음식을 소화하고 흡수하는 과정에서 필요 없는 것은 밖으로 내보내고 필요한 것은 사용하도록 구성되어 있다. 그런데 소장이 손상되거나 장에 염증이 발생하면 이 영양소와 미네랄이 제대로 흡수되지 않고 비타민 B군, 비타민 K 역시 만들어지기 어렵다. 비타민 B군은 신경전달물질 생성 저하로 뇌 기능에 이상을 불러오고, 비타민 K가 결핍될 경우 혈관 손상이 유발된다. 이러한 결핍이 시작되면 효

---

02 장내에 살고 있는 미생물로 유해균과 유익균으로 나뉜다.

소 생성도 어려워지면서 신진대사가 원활히 이루어지지 않을 뿐만 아니라 장기가 제 기능을 수행할 수 없게 된다. 결국 신진대사 저하, 대사질환, 체중조절 장애, 면역저하 등 각종 질환을 불러온다.

소화장애는 우리가 먹은 음식으로부터 가장 큰 영향을 받는다. 평소 고지방식이(포화지방, 트랜스지방), 글루텐 함유 식품, 설탕, 가공식품, GMO, 알코올 등의 섭취가 잦고 스트레스가 심한 경우 장내세균 불균형이 발생한다. 장내세균 불균형은 다양한 질병으로 이어지는데, 특히 신경전달물질 생산 이상으로 뇌에 이상이 생기면 우울증, 불안, 불면, 알츠하이머, 치매, 자폐증 등이 유발된다. 또 인체의 대사에도 영향을 주어 당뇨2형, 고지혈증, 고혈압, 동맥경화는 물론 비만에까지 영향을 준다. 또 우리 몸의 면역은 장에서 70%를 차지하는데 장내세균 불균형으로 인해 면역 불균형이 발생하면 알레르기질환, 자가면역질환, 전신 염증이 발생하게 된다. 또 장내에 종의 다양성이 부족하고 유익균이 결핍되면 크론병, 궤양성대장염 등의 염증성 장질환이 생겨난다.

이처럼 인체에 다양한 질환을 불러오는 소화장애는 종국에 암으로까지 다다를 수 있다. 위산분비가 저하되면 혈액이 오염되고 혈중의 pH가 산성화가 되는데, 이 현상이 지속되거나 심해지면 미네랄 부족은 물론 산소 부족을 가속화시켜 결국 암으로 이어진다.

질병에 걸리는 사람들이 간과하는
소화장애 위, 장, 간 트라이앵글

● 우리는 누구나 아프지 않고 오래 살기를 원한다. 특히 심각한 질병을 경험해본 사람은 건강의 소중함이 얼마나 중요한지 누구보다 잘 안다. 다큐멘터리 혹은 TV 프로그램에서 '어디에 좋다더라' 하는 정보가 소개되면 해당 제품을 파는 사이트가 마비되기도 한다. 요즘처럼 많은 정보가 홍수처럼 쏟아지는 시대에서는 손쉽게 건강에 대한 다양한 정보를 얻을 수 있다. 인터넷 몇 번만 검색하면 나에게 어떤 건강식품이나 영양제가 잘 맞는지 쉽게 알 수 있고, 빠르게 구매할 수 있다. 이렇게 보면 분명 과거와 비교했을 때 훨씬 건강을 잘 챙기며 살아가고 있는 것 같은데… 왜 이렇게 아픈 사람들은 날이 갈수록 늘어만 갈까? 현대인들의 몸이 이토록 불편한 이유는 대체 뭘까? 다시 한번 강조하지만, 그 답은 소화기능에 있다. 영양제나 좋은 음식을 먹으면 건강해질 거라는 막연한 기대감을 갖지만 소화가 안 되면 아무리 좋은 영양제와 음식도 의미 없는 쓰레기에 불과하다.

많은 사람들이 소화기능이 보내는 적신호를 알아차리지 못하고 그냥 넘겨버린다. 그러나 소화기능이야말로 건강한 몸을 유지하는 데 있어 가장 중요한 근원적인 요소 중 하나다. 그렇다면 먼저 소화기능에서 가장 중요한 역할을 수행하는 장기에 대해 짚어보자. 소화를 잘하고 건강한 몸을 유지하는 데에 가장 큰 역할을 하는 장기는 바로 위, 장, 간이다. 다음 그림 3을 보면 이 3가지 기관이 트라이앵글을 이루면서 서로 유기적인 시스템으로 작동된다는 걸 알 수 있다. 이중 하나라도 문제가 생기면 연달아 도미노 현상을 일으켜 많은 증상 및 질병이 유발된다. 건강한 몸을 유지하려면 이 소화의 트라이앵글이 원활하게 작동되어야 한다. 따라서 가장 먼저 이 3가지 소화기관에 이상이 없는지부터 확인해야 한다.

• [그림 3] 최적의 소화를 위한 트라이앵글 •

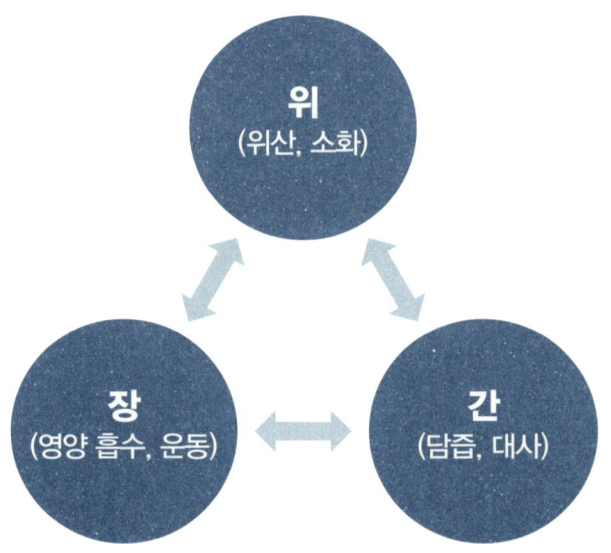

위 첫째, 위는 소화 과정에서 가장 중요한 역할을 담당한다.

위에서는 위산이 분비되는데 보통 위산역류, 소화불량 등 위장질환 발생 원인을 위산과다로 생각하는 경우가 많다. 하지만 놀랍게도 소화불량 환자의 90%는 위산분비가 적을 때 발생한다. 위산분비가 저하되면 일차적으로 우리 몸에는 가스나 복부팽만감, 식후트림, 속쓰림, 위산역류 같은 증상이 나타난다. 위산은 소화 과정에서 살균, 단백질 소화, 하부식도와 유문괄약근 조절 기능을 수행한다. 또 그림처럼 담즙과 소화효소 분비를 촉진하는 역할도 한다. 하지만 위산 저하로 인해 담즙과 소화즙이 제대로 분비되지 않으면 몸의 장기들은 정상적으로 작동하지 못한다.

장 둘째, 장은 소화의 마지막 보루이자 영양을 흡수하는 곳이다.

우리가 음식을 먹은 후 음식물을 잘게 쪼개어 온몸으로 내보내는 곳이 장이다. 장은 음식물을 소화시키고, 영양분을 흡수하여 에너지를 제공하며, 배변활동을 통해 노폐물을 배출시키는 중요한 활동을 한다. 위에서 음식물을 분해하고 위액과 함께 산화시켜 장으로 보내면 장은 담즙, 췌장효소들을 동원해 단백질, 탄수화물, 지방 등을 또 한 번 완벽하게 소화한다. 또 장벽은 점액, 항체A, 펩티드 분비 등을 통해 외부로부터 들어오는 침입자들에 대한 방어기능을 한다. 위,

간, 소장, 췌장에서 각각 위산, 담즙, 소화효소가 잘 분비되고 위, 장의 운동이 원활하게 진행되어야 소화가 정상적으로 이루어질 수 있다. 이때 몸속에 들어온 음식들은 몸이 필요로 하는 작은 단위로 쪼개어져 필요한 영양분은 몸 안으로 흡수되고 나머지는 몸 밖으로 배출된다.

그런데 애초에 소화 작용에서 하나라도 문제가 발생해 장에 염증이 생기면 소화뿐 아니라 영양분 흡수, 노폐물 배출 등 모든 것이 무너지며 변비, 복통, 가스, 팽만감, 메스꺼움, 과민성장증후군 등 여러 가지 불편한 증상들이 나타난다. 이처럼 장에서는 인체에 필요한 물질들을 몸 안으로 들여보내는 중요한 역할을 하는데 소화, 흡수, 배설, 대사 조절, 감정조절 이 다섯 박자가 원활하다면 장내 면역시스템과 자율신경계 조절에도 제 기능을 수행할 수 있다.

간 셋째, 간은 우리 몸의 화학공장으로 불리는 장기다.

인체에 들어온 독소 및 노폐물의 75% 이상을 해독하고 배출해주기 때문이다. 신체의 각종 대사 과정뿐 아니라 살균 작용, 면역체계 유지, 에너지 관리 등 500여 가지 역할을 한다. 이 때문에 간 기능이 저하되면 해독 및 각종 대사 기능이 자연스럽게 떨어진다. 피로나 권태, 식욕부진, 소화불량 등이 지속되고 숙취가 오래가는 현상 등이 간 기능 저하로 나타나는 대표적인 증상이다. 간에서 분비되는 담즙은 지방을 소화시키고 장의 연동운동(장운동)을 조절한다. 그래서 담즙이 부족하면 장의 운동력이 떨어져서 변비가 생기는 것이다. 또 담즙은 장에 있는 유해균들을 위산과 함께 살균하는 역할도 한다. 이처럼 담즙의 정상적인 분비는 장내세균의 균형을 맞추고, 이 모든 것들이 소화에 영향을 준다.

이렇듯 위, 장, 간 소화 트라이앵글이 정상화될 때 우리 몸은 안정적인 소화가 이루어진다.

소화장애가 혈액을 오염시킨다

● 말하기, 생각하기, 활동하기, 배출하기 등의 인체의 모든 활동은 혈액을 통해 이루어지는데 혈액이 오염되어 있다면 어떻게 될까? 실제로 많은 질병이 혈액 오염으로 인해 일어나는데, 혈액 오염이 위산분비와 관련이 있다는 사실을 아는 경우는 많지 않다. 위산은 우리가 먹는 많은 음식들을 소화시키는 일을 한다. 위산 분비가 저하되면 소화되지 않은 음식물이 장으로 가게 되고 장내에서 염증을 일으켜 장누수가 일어나면 뚫린 장벽을 통해 빠져나온 독소들이 혈류를 통해 몸으로 돌아다니게 된다. 결국 혈류에 독소와 노폐

물이 많은 상태, 즉 혈액 오염 상태가 되는데 혈액에 노폐물이 많아 끈적이는 상태가 되면 당연히 혈류가 저하될 수밖에 없다.

 또 제대로 소화되지 못한 음식 조각들이 혈류로 들어오게 되면 각종 면역반응을 유발한다. 면역세포들은 음식조각들을 처리하느라 본래 자기의 임무인 '외부 침입자에 대한 공격'이 약해져 면역력도 떨어지게 된다. 문제는 이 음식조각들이 주로 산성을 띠어 혈액을 산성화로 만든다는 것이다. 혈액이 산성화가 되면 미네랄 결핍을 초래하게 되고, 산성 중화작용을 위해 산소 소모가 증가하면서 인체는 저산소 상태에 빠지게 된다. 저산소는 결국 질병이 생기기 쉬운 환경이 되고, 이는 암으로 이어진다. 이러한 산소결핍과 노폐물은 암의 발생은 물론, 심근경색 또는 뇌경색을 초래하기도 한다. 혈액의 산성화로 점성이 지나치게 높아져 말초의 모세혈관에 혈액이 원활하게 공급되지 않게 되면 세포는 혈액을 통해서 산소를 충분히 공급받지 못하게 되므로 기능부전이 일어나 세포가 죽거나 혈관을 굳게 만들거나 혈액 흐름을 막는 일이 발생하는 것이다.

 정상적인 혈액은 pH 7.35인 약알칼리성을 띤다. 그러나 극심한 육체 피로와 스트레스, 만성질환을 가진 사람의 혈액을 조사해보면 대체로 혈액이 산성 상태라는 것을 알 수 있다. 소화장애로 덜 분해된 음식조각들과 장내세균의 대사산물들로 인한 암모니아, 젖산과 같은 독소들이 혈액 내로 들어와 혈액을 산성화로 만드는 것이다. 물론 인체는 혈액이 항상 약알카리성을 유지하도록 신장과 폐가 열심히 산-알칼리 완충조절활동을 하는데, 혈액 속의 독소와 노폐물을 제거하지 못하면 산성 상태가 만성화되는 일이 발생한다.

혈액이 산성화되면 혈액의 응집이 빨라지며 단백질, 지방, 탄수화물을 분해하는 촉매 역할을 하는 효소가 급속하게 파괴되고 세포들이 사용할 산소량이 줄어드는 문제가 생긴다. 그래서 암 발생 가능성이 높아지게 된다. 혈액에 문제가 생기면 성인병 및 빈혈, 백혈병, 혈우병 등 각종 질병이 유발될 가능성 또한 높아진다. 최근 증가하고 있는 자가면역질환도 혈액 내 독소의 문제라고 할 수 있다. 자가면역질환은 혈액의 면역세포가 고장이 나서 외부에서 유입되는 이물질과 내 몸의 정상세포를 구분하지 못해서 발생한다. 면역세포가 고장 나는 이유는 노폐물이 몸속에 많아져 체내 환경이 오염되었기 때문이다. 결국 혈액과 체내 환경을 깨끗하게 하는 것이 면역세포의 혼란을 막고 면역시스템을 안정화하는 데 도움을 줄 것이다. 건강한 혈액을 유지하기 위해서는 위산분비가 원활히 이루어질 수 있도록 소화기능을 높이는 것이 중요하다.

위산에 대한 오해와 진실

"몸에 좋다는 건 다 챙겨 먹는데 늘 비실거리고, 툭하면 감기에 걸리거나 잔병치레로 고생합니다. 아무리 신경 써도 몸이 좋아지지 않는 이유가 뭘까요?"

필자를 찾아오는 이들 중 이런 고민을 가진 사람이 꽤 많다. 왜 그럴까? 앞서 말했듯, 아무리 좋은 음식을 먹어도 소화 과정이 정상적으로 작용하지 않으면 몸에 필요한 영양소를 충분히 흡수하지 못하기 때문이다. 그렇다면 무엇부터 체크해봐야 할까? 바로 소화에 가장 먼저 관여하는 위, 그리고 위에서 분비되는 위산이다. 위산이 제대로 분비되지 않으면 소화장애가 발생하고, 소화가 덜 된 음식이 장으로 가서 장벽을 자극하면 장누수를 일으키게 된다. 장누수로 인해 장벽이 뚫리면, 그 사이로 빠져나간 독소들은 다양한 전신질환으로 이어진다. 따라서 근본 원인인 위산에 대해 좀 더 자세히 짚어볼 필요가 있다.

위산은 우리 몸에서 다음과 같은 중요한 역할을 담당한다.
이 위산이 제대로 분비되지 않으면 우리 몸에는 여러 가지 문제가 발생한다.

• 〔그림 4〕 위산의 기능 •

1	음식을 살균한다
2	단백질 소화한다
3	펩신 활성화한다
4	내부인자를 활성화한다
5	담즙과 소화효소 분비를 촉진한다
6	하부식도 괄약근을 닫는다
7	유문괄약근을 연다

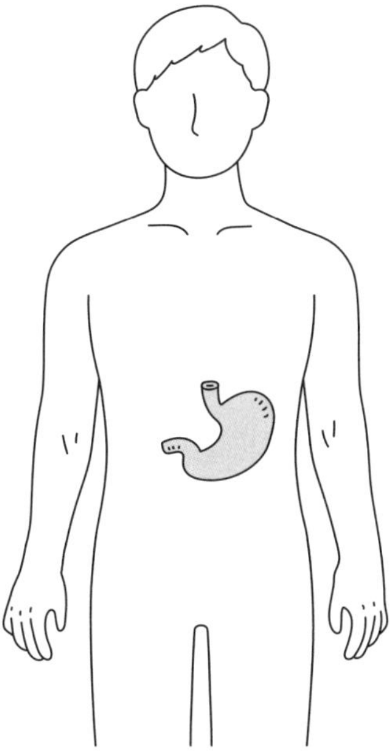

"항상 목에 이물감이 있고 속이 쓰리고 신물이 자주 올라와요. 타는 듯한 가슴통증과 조이는 듯한 느낌도 들고요. 역류성식도염이라고 해서 위산분비억제제를 처방받았는데 처음에는 좀 괜찮은 듯싶더니 어쩐지 지금은 소화도 안 되고 더 심해진 느낌이 듭니다. 배변도 잘 안 되는 것 같아요."

현대인의 네 명 중 한 명꼴이 통증을 동반하는 위장병을 앓고 있다고 할 정도로 위장과 관련된 질병은 매우 심각한 수준이다. 그중에서도 역류성식도염은 스트레스와 야근업무가 많은 직장인들의 경우 누구나 한 번쯤은 앓아봤을 정도로 흔한 질병이 되었다. 역류성식도염은 위의 증상과 함께 쉰 목소리, 마른기침, 입 냄새 등의 증상이 나타나기도 한다. 역류성식도염으로 고생을 하다가 마지막에 필자를 찾아온 환자들 중에는 특히 위산분비억제제를 오랫동안 복용하고 소화장애, 장누수가 일어난 경우가 많았다. 역류성식도염 증상이 나타나면 흔히 병원에서는 위산분비억제제를 처방해주는데, 이것은 일시적 치료가 될 수 있을지 몰라도 결코 근본적 치료가 되진 못한다. 역류성식도염은 위산분비가 저하되어 발생하는 질병이기 때문이다.

여기서 잠깐, 위산분비 저하는 왜 일어나는 걸까?

주로 항생제 과다 사용, 헬리코박터 감염, 만성 스트레스, 설탕, 가공·정제 고탄수식이, 빨리 먹는 식습관, 진통, 소염제(NSAID) 과사용, 위산 억제제 사용, SIBO(소장 내 세균과다증식), 노화, 음식민감성(알레르기, 불내증) 등이 그 원인이다. 이 위산분비가 저하되면 하부식도괄약근이 열리는데, 이때 위에 있는 음식물이 역류하면서 역류성식도염이 생겨난다.

위산분비억제제는 제산제 혹은 프로톤펌프 억제제라고 한다. 이 약

•〔그림 5〕위산분비억제제를 먹었을 때 일어나는 위장의 변화•

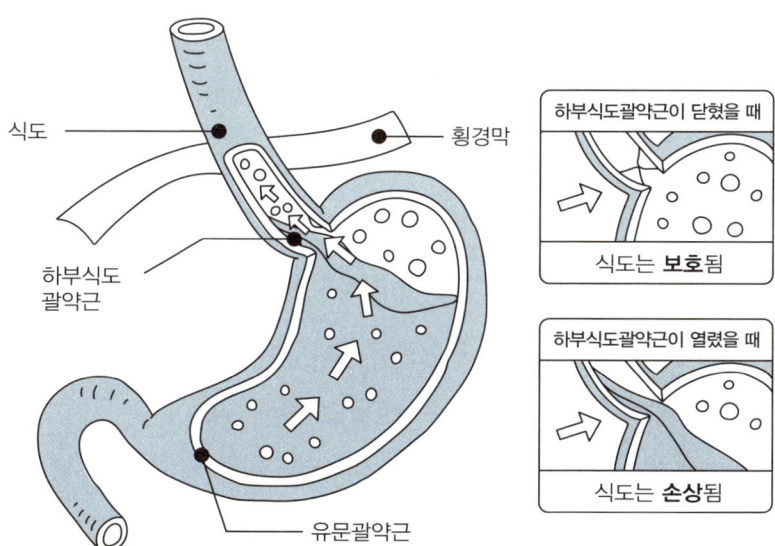

위산분비억제제를 먹으면 위산이 부족하여 하부식도괄약근이 열려 위산이 식도로 역류되어 역류성식도염이 발생된다.

을 먹게 되면 일시적으로 증상이 완화된 듯 느껴지고 음식을 넘기는 게 다소 쉬워질지 모르지만, 장기적으로 먹으면 왠지 소화불량이 생긴 느낌이 든다. 위산을 억제하면서 소화기능에 문제가 생긴 것이다.

음식을 먹었을 때 자연스럽게 나오는 위산은 위로 들어온 음식을 살균하는 기능을 가진다. 그런데 이것이 억제되면 살균되지 않은 나쁜 균들이 장으로 그대로 흘러들어가 장내세균 불균형을 일으킨다. 이때 나쁜 세균이 과다 증식되어 염증반응이 일어나면서 장누수가 생기게 되는 것이다. 또 위산이 저하되면 장운동도 함께 저하되어 세균들이 쉽게 증식하는 환경이 조성된다. 이렇게 장내세균 불균형이 생기면 장벽에 지속적인 손상을 가해 장에 염증이 생기고 그로 인해 비타민, 미네랄, 단백질 흡수가 저하됨으로써 영양결핍이 나타나기도 한다. 비타민 B12가 부족하면 호모시스테인[03]이 분해되지 않아 악성빈혈, 뇌기능 저하 및 뇌질환, 혈관 오염도 증가와 심혈관질환, 뇌졸중 등이 심장질환의 주원인으로 발생할 수 있다. 장누수가 발생하면 덜 소화된 음식 조각들이 혈류로 진입하면서 인체에 독소가 유입된다. 그렇게 되면 염증질환과 알레르기, 자가면역 등의 면역

---

03 Homocystein: 단백질이 올바로 대사되지 않아 만들어낸 노폐물. 제2의 콜레스테롤이라 불리며 각종 혈관질환을 일으키는 원인이 된다.

반응을 일으키면서 심각한 상황을 초래한다.

질병을 예방하고 건강하길 원한다면 위산이 잘 분비되고 있는지, 내 몸의 소화 작용에 늘 관심을 가져야 한다. '소화만 잘되어도 건강하게 살 수 있다'는 말이 있다. 평소 자신의 소화상태를 잘 체크하면서, 작은 증상이라도 그냥 넘기지 말고 근본적인 치료에 들어가는 것이 바람직하다.

소화의 최대 적, 스트레스

"회사 일과 육아를 병행하는 직장맘입니다. 피로와 감정노동으로 스트레스를 많이 받는지 어떤 날은 밥맛이 없어 끼니를 거르고, 또 어떤 날은 배가 부른데도 더 많이 먹게 됩니다. 먹고 나면 속이 더부룩하고 또 너무 졸려오고요. 소화제를 자주 먹는데 이젠 반짝 효과도 없는 것 같아요."

사람은 스트레스를 인지하게 되면 생존이 중요하다 보니 음식을 소화하는 일은 덜 중요하게 여겨 소화기능을 억제시킨다. 에너지는 한정되어 있고 스트레스는 극복해야 하니 생존에 더 필요한 곳으로 에너지를 집중하는 것이다. 소화기관은 당장의 생존을 위해 중요한 기관이 아니다 보니 소화기관으로 가는 혈류를 줄임으로써 에너지 전환을 통해 스트레스를 극복한다. 이렇게 소화기관으로 가는 혈류량이 줄어들게 되면 위와 장 세포들은 본연의 기능을 수행하기 어렵게 되고 장벽은 방어기전마저 약화되면서 염증, 궤양 같은 질환들이 발생된다. 또한 장운동까지 저하되면 담적을 포함한 SIBO(소장 내 세

• 〔그림 6〕 스트레스가 소화에 미치는 영향 •

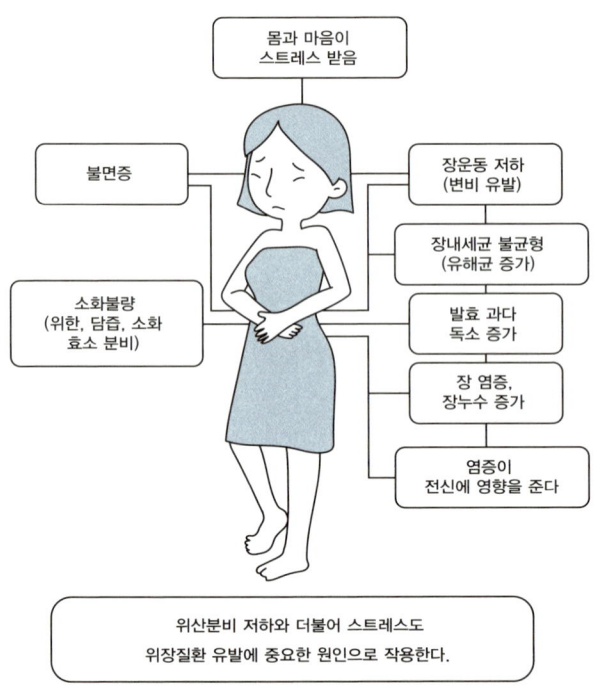

균과다증식), 장누수 등 심각한 상황이 발생할 수 있다.

스트레스를 받으면 그 즉시 위산분비가 저하된다. 《Gut Feeling (장 감정)》이라는 책을 쓴 저자는 "감정과 위산분비 사이는 관련성이 크다."고 말했다. 즉 감정이 위산과 소화효소 분비에 영향을 준다는 뜻이다. 위산분비가 저하되면 소화효소와 담즙분비 또한 저하된다. 이런 분비 감소가 장운동도 저하시키는데 이때 세균들이 과다 증식되면서 발효, 부패가 일어나고 세균들이 장벽을 자극하면서 장벽에 손상을 입혀 장누수를 유발하는 원인이 되기도 한다.

스트레스를 받으면 위운동도 즉시 억제된다. 스트레스를 받고 예민해진 상태에서 음식을 먹으면 잘 체하거나 소화가 안 되는 것도 이 때문이다. 위가 운동을 하지 않으면 그 안에 있는 음식물이 부패되어 여러 위장병이 발생하게 된다. 건강한 사람도 화가 나거나 분노, 두려움, 통증, 불안감을 느낄 때 위 배출이 늦어진다. 위 배출 지연은 속쓰림, 역류성식도염, 삼키기 어려움, 팽만감, 트림, 구토, 식욕상실, 칸디다균 증식, 소장에서의 박테리아 증식, 나쁜 세균들의 증식을 촉진한다.

소화장애가 만드는 위장질환들

현대의학에서는 소화력을 두 가지 부분으로 다루고 있다. 하나는 기계적 작용으로 위장운동을 뜻하며, 다른 하나는 화학적 작용으로 위산을 포함한 소화액을 뜻한다. 위산분비가 정상적으로 이루어져야 나머지 소화액들도 정상적으로 분비된다. 반대로 위산분비가 정상적으로 분비되지 못하면 나머지 소화액들도 정상적으로 분비되지 않는다. 소화액들이 제대로 분비되지 않으면 덜 분해된 음식조각이 전신에서 질병을 일으키고 장내세균 불균형을 유발한다. 장내세균과 대사산물이 독소로 작용하게 되면 뇌를 포함한 전신에서 질병이 발생하게 된다.

소화력에 영향을 미치는 요소에는 여러 가지가 있는데 최대의 적이라고 할 수 있는 스트레스 외에 음식 성분이 있다. 사람에 따라 지방이나 우유 같은 음식들은 소화력에 영향을 미친다. 우리가 흔히 불내증이라고 말하는 증상 또한 음식 성분에 따른 소화력 문제라고 할 수 있다. 세균 역시 소화력에 영향을 끼친다. 예를 들어 헬리코박터균과 같은 세균들은 위운동이 정체될 때 위에 고이면서 발효작용을 일으켜 소화력에 영향을 미친다. 균은 위산을 강산에서 약산으로 중화시킴으로써 위산분비 저하를 일으키고, 그로 인해 소화력 장애가 발생한다. 또 위벽을 약화시키면서 위궤양을 일으킨다. 우리나라 사람들의 경우 50% 이상이 헬리코박터균을 가지고 있으며, 이 균의 양이 적정량을 넘을 때 문제가 발생한다.

신경계 질환도 소화력에 문제를 일으키는 요소들 중 하나다. 소화력에 문제가 있는 사람들을 살펴보면 대부분 고혈당 또는 다발성경화증을 겪고 있거나 신경계에 염증이 발견된다. 특히 당뇨나 자율신경기능에 이상이 있는 사람들은 신경계에 있는 염증으로 문제가 생긴 경우가 많다. 위장근육을 조절하는 게 신경인데 신경에 염증이 생기면 신호를 제대로 전달할 수가 없기 때문에 위장운동에 영향을 미쳐 소화력을 떨어뜨린다.

자가면역질환 역시 마찬가지다. 피부경화증 같은 질병을 앓고 있는 사람들은 소화기능이 제대로 작동하지 못한다. 소화기관을 움직이는 근육이 굳어버리기 때문에 식도에서부터 위, 장까지의 운동이 제대로 이루어지지 못하는 것이다. 위장 근육이 굳는다는 것은 독소로 인해 엄청난 염증반응들이 일어나 위 근육이 굳어버린 것을 의미한다. 예를 들어 위장 근육 중 식도가 굳는다면 음식을 삼키는 것조차 고통스러워진다. 같은 원리로, 위의 근육이 굳어버린다면 위운동이 일어나지 않게 된다. 덧붙이자면 담적 역시 위장 근육이 굳은 결과이다.

위는 몸속에 들어온 음식을 저장하고 그 음식을 잘게 분해하는 역할을 한다. 이때 '분해'에 필요한 것이 바로 소화효소들이다. 그리고 음식물이 배출되는 곳까지 도달하려면 장기들이 정상적인 운동을 해야 한다. 이를 조절하기 위해 뇌와 장기들은 서로 긴밀하게 신호를 주고받는다. 소화액을 정상적으로 분비시키고, 장운동을 일으키는 등 모든 명령을 내리는 기관이 뇌이다. 소화기관과 뇌의 연계성이 소화에서 중요한 이유가 여기에 있다. 뇌와 신호를 주고받으며 제대로 운동할 경우 위는 1분에 3회 정도의 운동량을 보인다. 하지만 이 상호작용에 문제가 생기면 위운동 저하가 발생하고 위 배출이 지연되면서 소화불량이 생긴다. 반대로 위가 1분에 3회 이상 수축하게 되면 복통을 일으킨다.

화학작용의 경우 입에서는 타액, 간에서는 담즙, 췌장에서는 각종 소화액, 소장에서는 소화효소가 분비될 때 원활한 소화가 가능하다. 이중 단 한 부분에라도 문제가 생기면 소화 진행에 이상이 발생한다. 이처럼 수많은 요소들이 소화력에 영향을 미치는데, 소화력에 문제가 생길 경우 이는 다양한 질병으로 이어진다. 소화장애로 인해 일어날 수 있는 대표적인 질병에는 무엇이 있으며 어떠한 과정을 통해 일어나는지 살펴보기로 하자.

소화장애가 알레르기를 만든다

● 비염은 일상생활에 집중을 못 하게 만들 만큼 불편함을 가져다준다. 비염을 비롯해 각종 알레르기 질환들로 고생하는 사람이 많은데, 그들은 증상을 완화시키려고 쉽게 약물을 복용한다. 그런데 그 약물이 또 위장을 망치는 경우가 많아서 안타깝다.

사실 알레르기는 꽃가루나 먼지 등 인체에 무해한 항원들로 인해 발생하기도 하지만 덜 소화된 음식 조각들로 인한 염증반응인 경우

TIP 알레르기질환이 발생하는 과정

1차 면역반응
소화가 덜 된 음식 항원이 장벽을 통과하면서 알레르기 질환 시작.
면역세포가 음식 항원을 만나면, 면역반응으로 항체 IgE를 생산.

2차 면역반응
똑같은 음식 항원이 재침입하면
이미 만들어져 면역세포에 부착된 IgE 항체와 결합하여
여러 화학 물질들을 분비하면서
가려움증, 두드러기, 콧물, 코 막힘 등 알레르기 증상이 나타나면서 염증 발생.

알레르기질환 유발

가 많다. 위산분비가 저하되면 위로 유입된 음식물들이 제대로 분해되지 않는데, 그 상태로 장으로 들어가면 장 속에서 염증이 만들어져 결국 장누수로 이어진다. 앞에서도 이야기했지만 뚫린 장벽을 통해 분해되지 않은 음식물들이 몸 안으로 유입되어 돌아다닌다면 어떻게 되겠는가? 면역세포들은 음식 항원이 들어오는 순간 "공격하라!"는 신호를 보내고, 우리 몸속은 혼란이 생기면서 전쟁이 펼쳐진다. 그렇게 되면 인체 전역에서 알레르기를 포함해 100여 개가 넘는 자가면역질환이 발생하게 되는 것이다.

역류성식도염은 위산분비 과다가 아닌
위산분비 저하가 원인이다

● "당장 밥을 먹을 때는 모르겠는데, 식사를 끝낸 후 숟가락을 놓고 나면 그때부터 바로 고통이 시작돼요. 목에 꼭 뭐가 걸린 것 같은 그 찜찜함. 괜히 먹었다는 생각과 함께 또 스트레스를 받죠. 그렇다고 배가 고픈데 아무것도 안 먹을 수도 없고. 종종 신물도 올라오고 좀 자극적인 걸 먹을 때면 토할 것 같기도 하고 그렇습니다."

전형적인 역류성식도염 증상이다. 역류성식도염에 걸리면 약을 먹고 증상이 완화되는 경우도 있지만 소화불량으로 이어져 더 큰 고통을 받는다. 그렇다면 역류성식도염은 왜 생기는 걸까?

역류성식도염은 불규칙하거나 급한 식습관을 가진 한국인들에게 잘 나타나는 질환이다. '어떻게 먹느냐'는 '무엇을 먹느냐'만큼 중요하다. 바쁜 일상으로 인해 쫓기듯 몇 분 만에 끝내버리는 급한 식사, 국물에 말아 먹는 식습관, 빈번하게 발생하는 스트레스가 위산분비를 저하시켜 역류성식도염을 유발한다. 아침과 점심 식사를 거른 후 저녁에 폭식을 하는 경우에도 위산분비를 저하시키고 위 내의 압력을 올려 역류 가능성을 높인다. 식후 4시간이 되지 않아 덜 소화된 상태에서 취침하는 습관이나 늦은 시간의 간식도 마찬가지다.

무엇보다 큰 문제는 역류성식도염으로 고생하는 사람들이 위산분비를 억제하는 약을 먹는 경우다. 음식이 역류해 고통스럽던 증세는 일시적으로 나아지는 듯 보이지만, 약을 오래 먹게 되면 만성 소화불량으로 이어진다. 역류성식도염이 발생했다는 것은 단순히 식도염이나 소화불량의 문제를 의미하지 않는다. 이런 경우 몸의 전체적인 소화체계가 무너지고 있다는 신호나 다름없기 때문에 서둘러 정확한 원인을 찾아보고 가능한 한 빨리 치료를 시작해야 한다. 64페이지에 나오는 그림 7은 역류성식도염이 일어나는 원리를 표현한 것이다.

우리가 음식물을 먹으면 그 음식들은 가장 먼저 위로 들어온다.

・〔그림 7〕 위산과 역류성식도염의 관계・

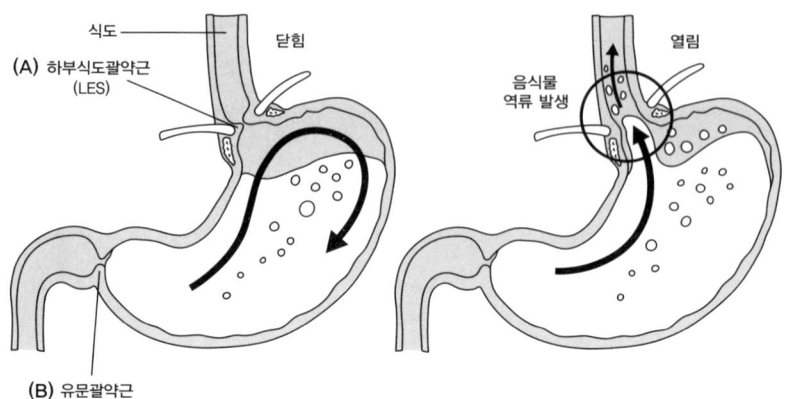

이때 위산의 분비가 정상적으로 이루어지고 있는 상태라면 그림에서 보이는 A의 부분, 즉 하부식도괄약근이 닫히게 된다. 동시에 B의 유문이 열리면서 위에 있던 음식물들이 차근차근 아래로 내려간다. 그런데 위산이 정상적으로 분비되지 않으면 반대가 된다. 즉 A가 열리고 B가 닫히게 되는 것이다. 그러면 음식물이 밑으로 내려가지 못하고 위로 올라가는 역류성식도염이 발생한다. 역류성식도염은 단순히 음식물이 위로 올라오는 것만이 문제가 되는 게 아니다.

위의 아랫부분과 십이지장을 연결하는 유문의 수축을 조절하는 근육인 유문괄약근이 닫히게 되면 음식물들은 밑으로 내려가지 못한 채 위 속에서 고이게 된다. 위산은 소화기능과 더불어 세균들에

• 〔그림 8〕 위산분비 저하로 발생하는 증상들 •

소화불량, 속쓰림, 위산역류가 나타났다면, 당신은 이미 위산 부족 상태이다.
만약 위산부족이 보내는 신호를 대수롭지 않게 넘기면
아래와 같은 질환을 만나게 될 것이다.

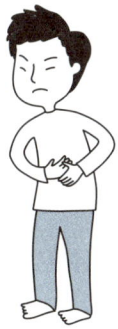 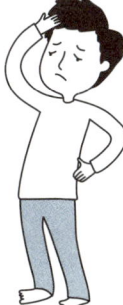 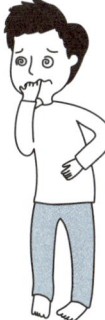 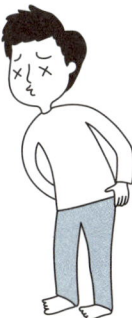

담적   불면증   영양결핍   과민성장증후군
소화불량   우울증   가스   변비
속쓰림   두통   팽만감   설사
역류성식도염   불안   구취   크론병
명치통증   만성피로   메스꺼움   궤양성대장
위궤양/위염   만성통증

대한 살균기능도 있는데 위산분비가 떨어지다 보니 살균기능도 함께 저하되면서 많은 세균들이 살아남게 된다. 이 세균들에 의해 음식물들이 발효·부패되며 가스가 차는데, 이때 우리는 복부의 팽만감을 느끼며 메스꺼움과 트림이 발생한다. 또 세균들이 위점막을 자극하여 손상시키면 염증이 생긴다. 이는 우리가 흔히 말하는 위염의 원인 중 하나로 작용한다. 이것이 전형적인 소화불량의 증세이며, 한국인들에게 매우 빈번하게 발생하는 증상이다.

많은 사람들이 위산의 과다 분비로 역류성식도염이나 소화장애가 발생한다고 잘못 인식하고 있다. 다시 한번 강조하지만 역류성식도염은 위산분비 저하가 그 원인으로 작용한다. 또한 소화불량, 속쓰림 등의 증상이 나타났다면 당신은 이미 위산이 부족한 상태이다. 그 밖에 담적이나 과민성장증후군 등도 위산분비 저하로 발생하는 질환이다.

담적은 위운동이 비정상적인 상태이다

● 담이 가슴에 몰려 생긴 적(積), 담적을 안고 오는 사람들이 이러한 고통을 호소한다. "끈끈한 가래가 목에 딱 달라붙어 흠흠하고 기침을 해야만 내려갈 것 같아요." "가슴이 답답하고 머리가 어

지러워요." 이는 담적의 주된 증상이다. 일반 병원을 찾아도 뚜렷한 치료제가 없어 약을 먹어도 쉽게 낫지 않고, 증상이 반복되면서 일상에 영향을 미친다. 가슴이 답답한 증상이나 어지러운 증상이 쉽게 잦아들지 않으면 매사에 예민한 상태가 지속되고 일의 효율도 떨어진다. 실제로 담적을 앓고 있는 사람들은 다음과 같은 증상을 경험하게 된다.

> **TIP 담적 증상**
> - 명치에서 배꼽 사이가 단단하게 굳어 있고 누르면 통증이 있다.
> - 잘 체한다.
> - 속이 쓰리고 아프고 자주 메스껍다.
> - 명치 끝이 답답한 느낌이 들고 음식을 먹으면 역류가 잘 된다.
> - 트림이 나고 배가 빵빵해진다.
> - 어지럽고 두통이 잦다.
> - 불안하고 초조한 증상, 우울증, 불면증이 있다.
> - 등이나 어깨가 잘 뭉치고 뻐근하다.
> - 손발이 차고 저리다.
> - 항상 몸이 무겁고 피곤하다.
> - 가스가 잘 차고 속이 늘 더부룩하다.
> - 대변을 보아도 시원하지가 않다.

그렇다면 담적은 왜 발생하는 것일까? 우리 몸의 장기 중 위에서 그 원인을 찾아볼 수 있다. 위는 본격적으로 음식물을 소화하는 매우 중요한 기능을 맡고 있다. 그런데 그러한 기능에 문제가 생긴다면 어떻게 될까? 특히 음식물을 살균하고 분해하는 위산분비를 저하시키고, 활발하게 이루어져야 할 위의 운동도 억제된다면 우리 몸은 당연히 소화불량, 즉 담적 상태에 놓이게 될 것이다.

위산분비가 저하되고 위운동이 제대로 되지 않으면 위에서 음식물을 분해해 장으로 내려 보내는 작업이 지연되고 있다는 뜻이다. 바로바로 처리되어야 할 음식물들이 계속해서 위에 머물게 된다면 음식물은 곧 발효, 부패되어 썩고 나쁜 냄새를 유발한다. 치아에 문제가 없는데도 구취가 많이 나는 사람들은 간단히 말해 위에서 음식물이 썩어가고 있다고 생각하면 될 것이다.

식사 중이나 식후에 소화가 잘 안 되는 사람은 평소에 스트레스를 많이 받는 사람일 가능성이 높다. 또한 당뇨가 있는 사람들도 신경에 염증이 발생할 가능성이 높기에 이 염증으로 인해 위장 쪽 신경계에 영향을 주어 위운동이 저하되는 담적을 유발할 수 있다. 이 담적이 SIBO(소장 내 세균과다증식)로 이어져 소장에 염증을 일으키는 장누수를 유발하는 원인으로 작용하기도 한다. 반면에 장누수로 인해 몸 안으로 들어온 독소들이 위와 장 근육을 손상시켜 위와 장 근육을 굳게 만들어 담적을 유발하기도 한다.

그 누구도
당신이 아픈 진짜 이유를
말해주지 않는다

과민성장증후군은 장의 염증이 원인이다

● 과민성장증후군은 현대인들이 가장 흔하게 접하는 질환 중의 하나다. 주로 환경적 또는 장 자극에 반응하는 장의 연동운동의 변화로 인해 나타난다. 식사나 가벼운 스트레스를 받은 후 복통, 복부팽만감, 설사 혹은 변비 등 배변습관에 변화가 있거나, 배변 후에도 잔변감으로 인해 불편을 느낀다면 과민성장증후군을 의심해볼 수 있다. 즉 과민성장증후군은 질병이 아니라 장이 해야 할 일을 제대로 하지 못하는 일종의 장의 기능장애라고 볼 수 있다.

과민성장증후군의 증상

소화기 증상	인체 증상
변비/설사	불안/우울
비정상적 배변습관	수면장애
대변의 모양과 색깔 변화	피로감
대변에 다량의 점액 포함	두통
복통/복부팽만감/불쾌감	입안에서의 불쾌한 맛
속쓰림/위산역류	근육통(특히 하복부)
불완전한 배변 느낌	성욕 감소
가스 팽배/트림	두근거림
메스꺼움/구토	빠른 심장 박동
식욕 저하	잦은 소변

장의 연동운동과 감각세포 조절에 둘 다 관여하는 세로토닌은 과민성장증후군의 증상들을 연결하는 공통요소로 작용하는데, 과민성장증후군은 장 점막의 염증 과정이라고 말할 수 있다. 세로토닌 분비가 많아지면 장운동이 촉진되어 설사가 생기고, 반대로 세로토닌 분비가 저하되면 장운동이 억제되어 변비가 생긴다.

현대인들의 장이 건강하지 못하고 잦은 염증이 반복되는 데에는 여러 요인이 있다. 과식, 폭식, 급식, 야식을 하는 등 불규칙한 식습관은 물론, 사회생활을 하면서 반복적이고 지속적인 스트레스를 많이 받아 수면의 질이 떨어진 것도 그 원인이라 할 수 있다. 또 장신경계와 자율신경계는 서로 연계되어 있는데 만성 스트레스는 이 신경계에 이상을 가져다주어 위장의 운동과 기능에 상당한 영향을 끼친다. 여성의 경우 생리주기와 맞물려 성호르몬의 불균형이 생기기도 하는데, 이 역시 과민성장증후군을 유발하는 데 관여한다. 이 외에도 과민성장증후군은 다양한 원인이 복합적으로 작용하여 발생하기 때문에 그 치료가 쉽지 않다. 장의 염증이 가장 큰 원인이지만 단순히 장 치료로만 접근해서는 안 되며 위의 기능까지 연계하여 복합적으로 치료에 들어가야 한다.

특히 소화의 핵심역할을 하는 위산분비 저하가 과민성장증후군 환자의 약 70% 정도를 차지하는데, 이로 인해 장에 염증이 생긴 경우 불안, 우울, 피로감, 두통, 근육통, 심장 두근거림, 빠른 박동 등 전신증상을 동반하기도 한다. 장내세균이 과다 증식한 상태인 SIBO(소장 내 세균과다증식)도 장벽에 염증을 일으켜 과민성장증후군을 유발하는데, 이 SIBO(소장 내 세균과다증식)는 위산분비 저하, 스트레스, 가공식품 섭취, 알코올, 약물, 탄수화물 과다 섭취와 고지방식이로 인해 발생한다. 이렇게 장내세균들이 장벽에 염증을 일으키면 장운동성에 영향을 주어 변비, 설사가 나타나고 감각신경에도 자극을 주어 통증이 발생한다. 과민성장증후군 환자의 75%가 SIBO(소장 내 세균과다증식) 상태라는 임상보고도 있다.

과민성장증후군은 치료가 어려운 질환으로 알려져 있는데, 앞에서도 말했듯 하나의 원인보다 복합적으로 다양한 원인이 서로 작용하기 때문이다. 이 질환 치료의 핵심은 장의 염증을 제거하고 손상된 장벽을 신속히 복구하는 것이다. 더불어 장내세균 불균형을 정상으로 돌려놓는 것도 중요하다. 그러기 위해서는 식이와 생활습관을 혁신적으로 전환하는 것이 치유의 지름길이며, 무엇보다 장의 염증이 발생하지 않도록 장 환경을 건강하게 유지하는 것이 중요하다.

Chapter 2
장이 살아야
내 몸이 산다

• • •

    2000년 전 의학의 아버지 히포크라테스가 "모든 질병은 장에서 시작한다."고 했을 정도로 장은 우리 몸에서 매우 중요한 역할을 한다. 장이 건강하면 질병 없는 건강한 삶을 살 수 있지만 장 건강이 무너지면 질병의 도미노가 시작된다. 그런데 안타깝게도 장 건강을 잘 유지하고 있는 사람은 극소수이다. 잦은 회식, 바쁜 일상에 둘러싸인 현대인들은 알코올 섭취와 야식, 가공식품, 무분별한 약물 남용에 노출되어 있다. 게다가 급성 혹은 만성 스트레스와 수면장애로 우리의 장은 끊임없이 고통받고 있다. 이 모든 요소가 우리의 몸을 망가뜨리고 있지만 그 심각성을 자각하기는 힘들다. 무지함과 무관심 속에서 우리 몸의 근간이 되는 장은 만신창이가 되어 가고 있다.

한때 영화 〈300〉이 히트를 친 적이 있다. 필자 역시 이 영화를 무척 좋아했는데, 단 300명의 군사가 100만 대군을 맞서 싸우던 장면은 아직도 짜릿함으로 남아 있다. 우리는 항상 수많은 요소들로부터 건강을 위협받지만, 건강한 사람들은 건강한 장으로 이 모든 요소들을 막아낸다. 마치 300명의 군사가 대군을 막아낸 것처럼 말이다. 우리 몸의 자연치유력은 건강한 장에서 출발한다. 몸의 질병을 유발하는 원인으로 가장 처음 이야기했던 소화장애 역시 장의 기능을 빼놓고는 설명할 수 없다.

이번 장에서는 자연치유력의 핵심과도 같은 '장의 역할과 중요성', 그리고 장이 무너졌을 때 일어날 수 있는 몸의 여러 변화에 대해 살펴보자.

장은 우리 몸의 건강 척도다

장은 인체를 침범하는 외부 물질이 가장 많은 곳이며 여기에 우리 몸의 면역세포 중 70%가 집결되어 있다. 장은 온몸의 세포 및 조직들과 네트워크를 이루며 끝없이 소통한다. 따라서 장 환경이 나쁘면 모든 병이 시작되며, 반대로 장 건강만 제대로 지켜도 건강한 삶을 누릴 수 있다. 이것이 우리가 장에 대해 공부해야 하는 이유이다. 그렇다면 장은 어떤 일을 할까?

장은 음식물을 소화시키고, 영양분을 흡수하여 에너지를 제공하며, 우리 몸의 면역을 좌우하고, 우리 몸의 대사를 조절하며, 우리의 감정을 조절한다. 또 배변활동을 통해 노폐물을 배출시키는 중요한 활동을 한다. 위에서 음식물을 분해하고 위액과 함께 산화시켜 장으로 보내면 장은 담즙, 췌장효소를 동원해 단백질, 탄수화물, 지방 등을 또 한 번 완벽하게 소화시킨다. 위, 간, 소장, 췌장에서 각각 위산, 담즙, 소화효소가 잘 분비되고, 이후 위운동과 장운동이 원활하게 진

・〔그림 9〕 독소 공급처, 장・

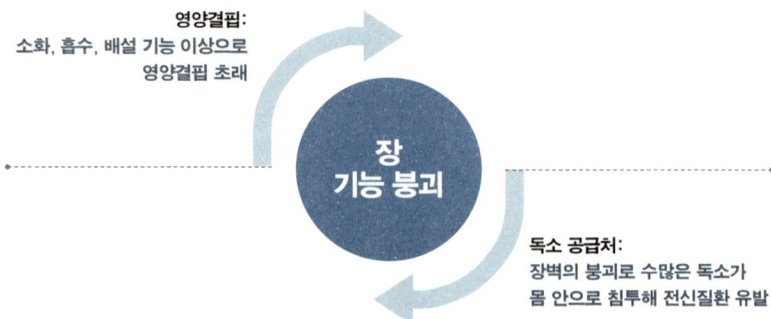

행되어야 우리 몸의 소화가 정상적으로 이루어질 수 있다. 이때 몸속에 들어온 음식들은 몸이 필요로 하는 작은 단위로 쪼개어져 필요한 영양분은 몸 안으로 흡수되고 나머지는 몸 밖으로 배출된다.

그런데 이중 소화 과정에서 하나라도 문제가 발생하면 장에 염증이 생겨 소화뿐 아니라 영양분 흡수, 노폐물 배출 등 모든 것이 무너진다. 또 변비, 복통, 가스, 팽만감, 메스꺼움, 과민성장증후군 등 여러 가지 불편한 증상이 나타난다. 그리고 이는 결국 장누수로까지

> **TIP 장의 기능**
>
> 1. 영양흡수: 음식이 들어오면 소화효소를 분비시켜 우리 몸에 필요한 상태로 전환해 몸에 흡수시킨다.
> 2. 병원균에 대한 방어작용: 장벽에서 점액과 항체A, 펩티드 등을 분비해 외부에서 들어오는 침입자들로부터 우리 몸을 방어한다.
> 3. 비타민 합성: 장에 있는 세균총의 비율이 균형을 이루면 몸에 필요한 비타민 B군과 비타민 K가 합성되고 관련 효소가 활성화되어 대사 기능을 조절한다.
> 4. 면역력 조절: 장내 유익균 및 유해균의 비율이 균형을 이룰 때(정상적인 장 환경), 장내에 존재하는 면역세포의 70%가 면역기능을 수행할 수 있다.
> 5. 장 재생 및 복구: 장은 많은 일을 하기 때문에 5일 간격으로 장세포를 만들어 장 손상을 복구해야 한다.
> 6. 비만 여부 조절: 장누수로 인해 장내 유해균(세균 조각의 일부인 LPS)이 체내로 들어와 전신 염증을 유발하면 인슐린 저항성과 비만이 동시에 발생한다.
> 7. 단쇄포화지방산 생성: 이는 장세포의 에너지원이자 뇌 내 식욕조절을 담당하고 대장암을 예방한다.
> 8. 신경계 조절: 세로토닌과 가바 등의 신경전달물질을 생성해서 신경계를 조절한다.

이어진다. 장누수가 불러올 위험성은 여러 번 말해도 부족할 정도다. 다시 한번 언급하자면, 장누수란 소장세포들에 구멍이 나거나 세포 간에 틈이 벌어져 소화가 안 된 음식물 찌꺼기와 독소, 유해 세균, 바이러스가 몸 안으로 들어와 각종 장기 손상 및 염증을 유발하여 전신에 질병을 일으키는 것을 말한다. 이 장누수가 발생하면 우리 몸의 영양 공급처였던 장은 갑자기 독소 공급처로 돌변한다. 그리고 결국 전신에 다양한 질환들이 연쇄적으로 일어나며 도미노 현상이 펼쳐진다.

장은 인체의 1차 방어막이다

● 장은 유해한 세균, 바이러스, 기생충, 곰팡이, 환경독소 등이 외부로부터 인체에 침입하는 것을 막는 보호막 작용을 한다. 즉 장은 주변 환경과 인체를 구분 짓는 경계선으로 이 경계선이 무너지면 인체는 질병에 바로 노출된다. 장은 우리가 먹는 음식들로부터 끊임없이 자극받고 있고 음식과 함께 들어온 독소, 세균, 곰팡이 등과 맞서며 늘 염증과 소리 없는 전쟁을 치르고 있다. 다행히 우리 몸은 장벽을 튼튼하게 보호하기 위해 몇 가지 강력한 방어기능을 지니고 있다. 하지만 이 방어기능이 무너지면 인체는 걷잡을 수 없는

질병의 대혼란 속에 빠지게 된다. 그 방어기능 중 하나가 면역시스템이다.

장에는 인체 내 면역세포가 70%나 포진되어 있다. 사람의 면역력이 장에서 좌우된다는 말이 괜히 나온 소리가 아니다. 이 면역세포들을 조절하는 것이 장인데, 더 정확히 말하면 장 속에 있는 장내세균이 장세포와 소통하면서 면역세포들을 조절한다.

장내세균에 의해 만들어진 물질들은 장세포들로 하여금 호르몬을 분비하게 한다. 이 호르몬은 뇌의 식욕조절에서부터 인체의 대사에도 관여함으로써 혈당조절을 통해 당뇨를 예방할 수 있다. 또 지방대사를 통해 고지혈, 동맥경화, 비만을 만드는 원인이 되기도 한다. 장내세균이 만들어내는 물질은 자가면역을 유발하는 면역세포나 알레르기를 유발하는 면역세포를 활성화하기도 하고, 때로는 전신성 만성 염증을 유발하기도 한다. 반면에 어떤 장내세균은 과잉으로 활성화된 면역세포를 잠재우는 역할을 하여 면역 균형을 이루기도 한다.

이렇듯 우리 몸의 장은 소화·흡수·배설의 중심일 뿐 아니라 대사조절, 감정조절에 관여하며 장내 면역시스템의 중추적인 역할을 담당한다. 장 환경을 건강하게 만들면 면역력이 높은 몸을 유지할 수 있다. 장벽을 자극하는 음식과 생활습관을 피하는 것이 바로 장을 건강하게 만드는 방법의 기본이며 내 몸이 건강해지는 길이다.

유년 시절 장 건강이 평생의 건강을 좌우한다

● 사람의 세균 노출은 아기가 산도를 빠져나올 때 산모 질의 미생물에 노출되면서 처음 일어난다. 이것은 장내세균 발달의 시초가 된다. 따라서 산모의 장내세균 상태가 건강해야 아이도 건강한 장내세균을 물려받게 되어 앞으로 건강하게 살아갈 수 있다.

분만 방식은 아이의 장 건강에 결정적인 영향을 미친다. 자연분만을 하면 어머니의 자궁이나 질에 있는 건강한 미생물에 노출이 되고 태아의 면역체계조절에 매우 중요한 역할을 하게 된다. 그러나 제왕절개를 하면 피부와 환경에 존재하는 유해균들의 영향을 받게 되어 유해균들이 먼저 자리를 잡게 된다. 이는 아이의 어린 시절에 알레르기를 일으키는 원인으로 작용하고 뇌의 건강도 저하시켜 집중력과 학습력도 떨어지게 만든다.[04] 따라서 건강하고 똑똑한 아이를 원한다면 출산 전 임산부의 장내세균 균형에 신경 쓰면서 출생 후 2년 이내 아이의 장 환경을 '유익균이 우세한 환경'으로 만들어야 한다.

모유와 이유식도 중요하다. 출생 후 최소 1년 이상은 모유를 섭취

---

04 KOALA Birth Cohort 연구에 의하면 제왕절개로 태어난 아이는, 유익균인 비피도박테리아와 박테로이데스가 결핍된 상태고 유해균인 C.diff는 증가된 상태다.

・〔그림 10〕 장 건강은 어릴 때 결정된다・

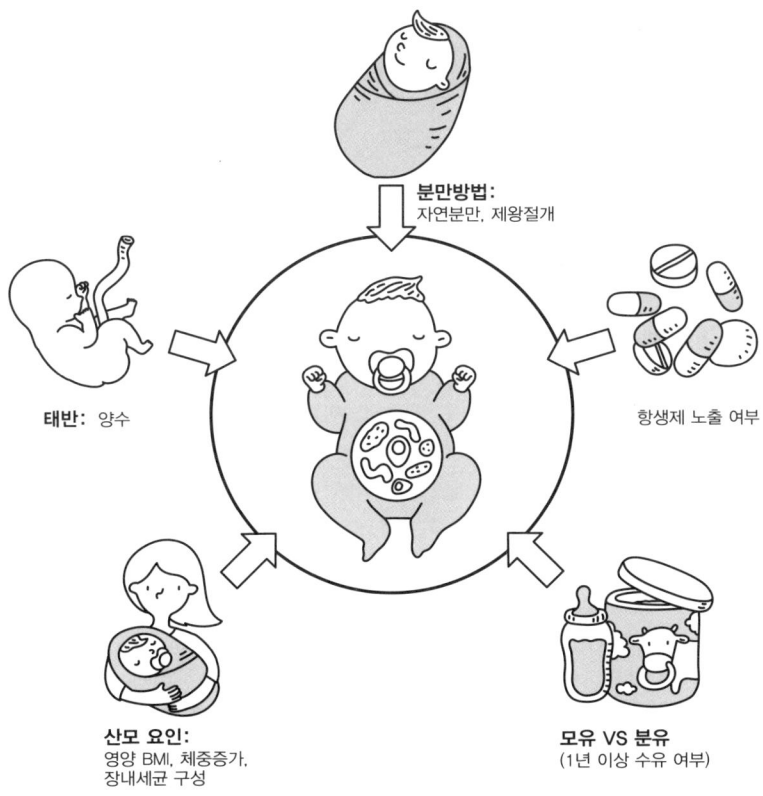

• [그림 11] 분유 섭취 vs. 모유 섭취 •

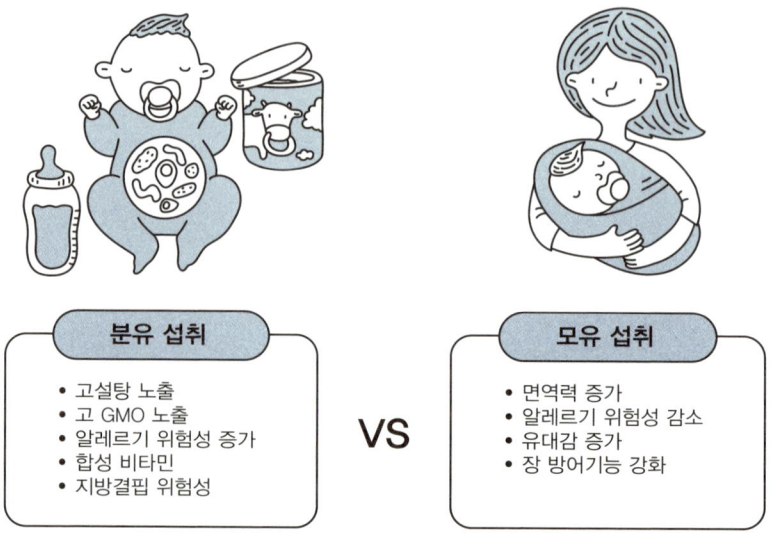

하는 것이 좋다. 모유에는 면역을 강화하는 물질(면역항체, sIgA)들과 성장인자들 그리고 장 세균들에게 좋은 영향을 끼치는 물질들이 많이 함유되어 있다. 반면 일찍 분유를 먹기 시작하면 장 건강에 좋지 않은 당과 GMO[05]들을 섭취하게 되어 장내세균 불균형이 만들어지

---

05 Genetically Modified Organism: 유전자 변형 생물

며 특히 장에 좋은 유익균(비피도박테리아)이 저하되어 장 건강이 나빠지면서 전신질환으로 확대될 수 있다.

장 건강은 어린 시절을 어떻게 보냈는가에 따라서도 결정된다. 어린 시절에 트라우마를 겪었거나 심한 스트레스 상태에서 자랐다면 성인이 되었을 때 조그만 자극에도 금방 장에 탈이 나는 것을 경험하게 된다. 이는 어린 시절 장의 설정값(SET Point)이 낮게 설정되었기 때문이다. 정상적인 장이라면 무시할 수 있는 자극에도 장이 과민하게 반응하기 때문에 변비, 설사, 복통 등이 쉽게 발생한다. 성인이 되어 과민성장증후군으로 고생하는 사람들이 대부분 이런 경우라 할 수 있다. 즉 어린 시절의 부정적인 경험이 장 환경에 나쁜 영향을 주고 향후 삶에서 스트레스로 작용해서 쉽게 염증을 만들어 장 손상을 유발하는 것이다. 이는 장누수를 증가시키고 면역세포의 훈련과정에도 혼란을 준다. 그래서 장의 면역에 대한 관용을 감소시켜 알레르기질환이나 자가면역질환에 취약한 상태로 만든다.

지금 자녀가 알레르기질환으로 고생하고 있다면 이 부분을 참고해서 장을 튼튼하게 복구시켜주어야 한다. 어릴 때 겉으로 드러나는 알레르기 증상만 보고 부분치료로 증상 완화만 시킨다면 성인이 되어서 장 문제나 장누수로 크게 건강을 해칠 수 있다.

장은 제2의 뇌다

● '장 감정'이라는 말이 있다. 장에도 감정이 있어서 기분 조절, 행동조절, 식욕조절 등 우리가 표출하는 감정에 직접적으로 관여한다는 뜻이다. 장에는 뇌신경 다음으로 많은 약 1억 개의 신경계가 분포하고 있는데, 이 신경계가 뇌신경계와 소통하면서 기분, 감정, 식욕까지 조절한다. 그래서 장을 제2의 뇌라고도 부른다. 자율신경계와 장신경계는 서로 연결되어 있기 때문에 두뇌에서 장으로 전하는 신호, 그리고 장에서 두뇌로 전하는 신호가 원활하지 못하면 장을 포함한 전신에서 질병이 발생할 수 있다. 만일 우울감을 느낀다면 그것은 단순히 두뇌에서 발생된 문제가 아니라 장의 우울한 감정이 뇌로 전이되었다는 의미이기도 하다. 뇌에 질환이 생겼다면 장에도 문제가 생겼을 가능성이 높다는 얘기다. 결국 건강한 장은 건강한 뇌를 만들고 건강한 뇌는 건강한 장을 만든다.

장에는 인체 세포의 약 10배 정도나 많은 100~1,000조 개의 세균들이 존재한다. 이들이 신경전달물질들을 만들어 장신경계에 시그널을 보내면 다시 장신경계가 자율신경계를 통해 뇌에 그 내용을 전달하게 된다. 장에서 만들어내는 신경전달물질 중에 대표적인 것이 '세로토닌'과 '가바'[06]이다. 세로토닌은 행복 호르몬이라고 불릴 정도로 우리가 행복을 느끼는 데 중요한 기여를 하고, 가바는 마음을 안정시켜주고 진정시키는 역할을 한다. 그런데 장에 염증이 생겼거나 감염되었거나 자극을 받는 상태에서는 세로토닌과 가바와 같은 신경전달물질이 제대로 생산되지 않기 때문에 변비뿐만 아니라 우울증, 불안장애, 기분장애 등이 발생할 수 있다. 필자가 우울증, 불안장애 등의 치료를 위해 장 복구에 접근할 때 많은 환자들이 의아해한다. 그러나 수많은 완치 사례들은, 장이 우리의 감정적인 부분과 얼마나 깊은 관련이 있는지를 잘 보여준다.

장내세균의 비밀(제2의 유전자)

● 우리 장에는 여러 세균들이 균형을 이루며 공생하고 있다. 잠시 생태계에 대해 생각해보자. 보통 한 생태 내에 생물의 종이 다양할수록, 그리고 먹이사슬이 복잡할수록 유연하고 건강한 생태계라고 판단한다. 또한 한 종의 수가 압도적으로 많지 않고 생태계를 구성하는 각 종들의 비율이 비슷비슷해야 외부의 위협에도 쉽게 무너지지 않는다. 우리의 장은 마치 작은 생태계와 같아서, 세균의

---

06 GABA: 신경계의 과활성화를 억제시키는 신경전달물질로서 유익균에 의해 생성된다.

종이 다양하고 일부 세균이 장 환경을 독점하지 않아야 건강하게 유지될 수 있다. 장내세균의 수는 인간의 세포보다 10배 더 많고, 장내세균 유전자는 인간의 유전자보다 150배 더 많다. 장에 존재하는 세균이 다양할수록 인체와 서로 상호소통하며 장기와 대사에 영향을 주기에 용이하므로, 올바른 식이를 통해 다양한 세균이 균형을 이루도록 하는 게 무엇보다 중요하다.

• 〔그림 12〕 장내세균 •

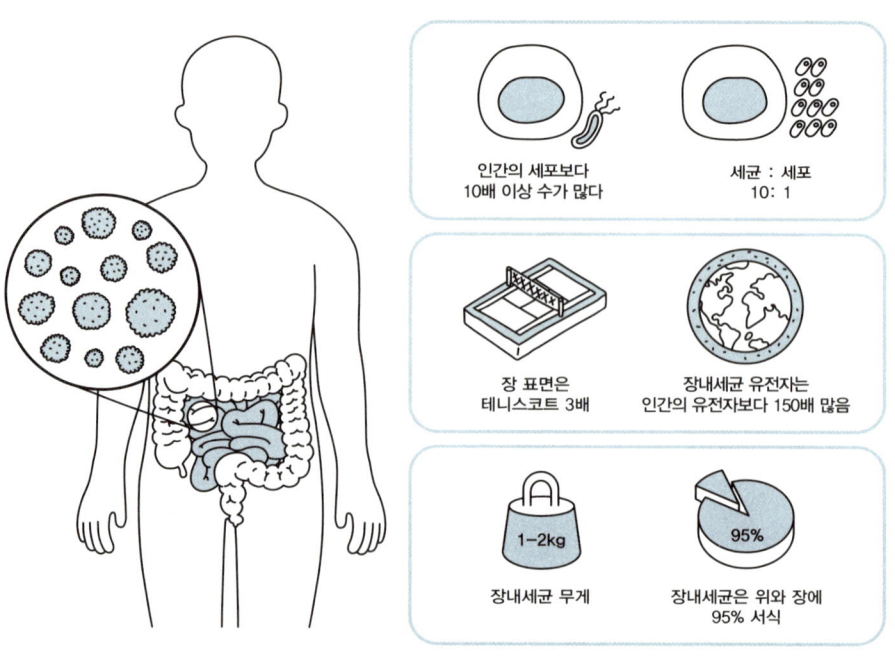

일반적으로 장내세균 종수가 12종 이상일 경우가 가장 이상적이며, 장내세균 건강표준 비율은 유익균 25%, 중간균 60%, 유해균 15%이다. 이 비율을 유지해야 건강한 장을 유지할 수 있다.

그렇다면 장내세균은 장에 어떤 영향을 미칠까? 장의 세균들과 이 세균들이 만들어낸 대사산물은 장과의 상호작용을 통해 면역시스템과 시그널을 주고받고 인체 대사를 조절한다. 따라서 유익균과 유해균이 균형을 잃으면 장 질환이 발생할 수 있고 장누수가 생긴다.

유익균 vs. 유해균

● 유익균은 인체 건강에 필수적인 다양한 기능을 수행한다. 식이섬유가 많은 야채, 과일, 해조류 등을 먹으면, 이 식이섬유들이 장으로 가게 된다. 그러면 장에서 유익균이 식이섬유를 발효시켜 대사산물인 단쇄포화지방산을 생산하면, 이 단쇄포화지방산은 대장을 약산성화시켜 유해균의 증식을 억제한다. 그리고 대장의 유익균 비피도박테리움의 증식을 도와 장내세균의 균형을 유도해 장세포를 건강하게 유지시켜준다. 단쇄포화지방산은 인체의 유익한 에너지원으로써 신진대사를 조절하는 데 필수적이며 마그네슘, 구리, 아연, 철과 같은 미네랄의 흡수도 돕는다. 특히 비타민 B, K를 합성하고

비타민 A, E, D, K와 같은 중요한 지용성 비타민의 흡수를 증가시킬 수 있다. 유익균은 단백질을 발효시켜 근육의 생성과 손상된 근육의 회복을 돕는 아미노산을 만든다. 또한 유익균은 장을 보호하는 점액 생산을 증가시킴으로써 장벽기능도 강화시킨다.

장내세균은 특정한 종류의 당분, 녹말, 섬유질을 분해하는 효소를 가지고 있으며 이들을 소화시켜 인체가 영양분을 흡수할 수 있게 도와준다. 이런 과정들로 장내세균은 장세포의 건강을 증진시키는 화학물질을 생산하고, 면역체계를 직접 조절하며, 혈류로 흡수되어 뇌로 이동하는 신경전달물질들을 만들어줌으로써 뇌 건강에까지 영향을 미칠 수 있다. 단쇄포화지방산은 과잉 면역반응을 억제하는 능력도 가지고 있어 면역조절에도 중요한 역할을 한다. 유해균은 장 내에서 음식물을 부패시켜 황화수소, 아민류(암모니아), 젖산, 담즙대사산물 등의 다양한 독소들을 쏟아낸다. 이중 황화수소는 중추신경계에 독소로 작용하여 섬유근육통과 만성피로증후군, 자율신경실조증, 다발성경화증을 유발하며, 변형 단백질(알파시뉴클레인, 베타아밀로이드)은 알츠하이머 치매와 파킨슨병을 유발하는 주범으로 작용한다. 주로 단백질의 소화 과정에 의한 문제로 발생되는 아민류들은 혈관 수축과 이완 작용에 영향을 끼쳐 두통, 편두통뿐만 아니라 전신의 혈액순환 장애를 일으킨다.

・〔그림 13〕 유익균의 역할・

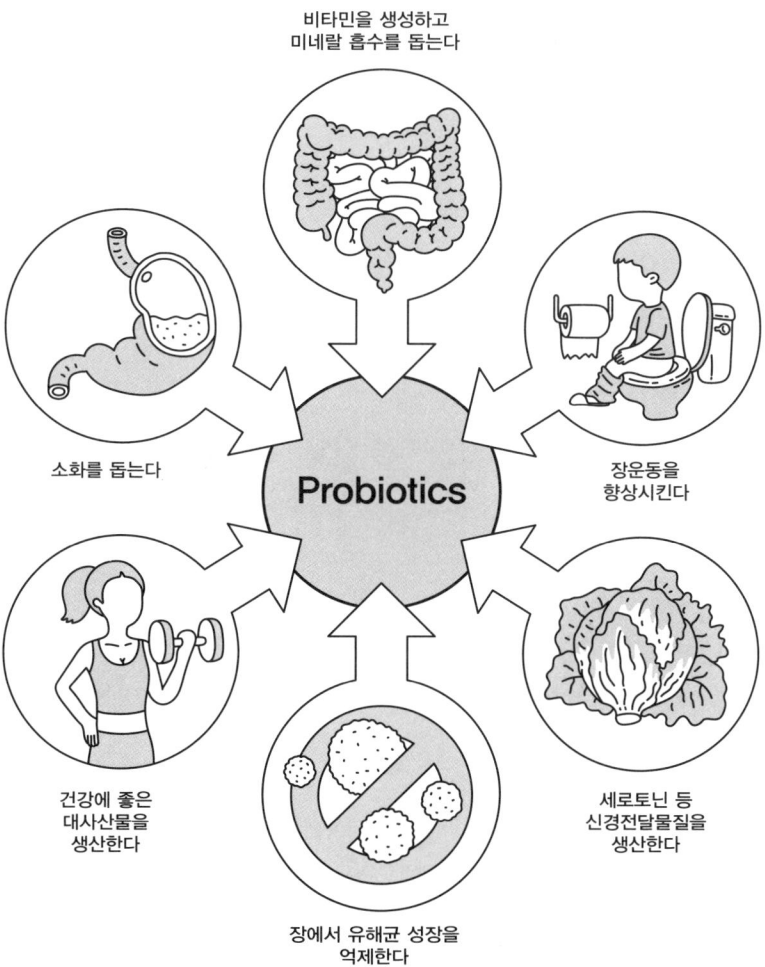

또 젖산은 피로를 유발하고 D-젖산은 신경독소로 작용하여 신경계 질환을 유발한다. 간에서 담즙을 분비해 장으로 보내면 장 속 유해균이 이 담즙을 먹고 담즙대사산물을 만들어내는데, 그 담즙대사산물이 대장암을 유발한다. 현재 한국의 대장암으로 인한 사망률이 세계 4위에 이른다는 충격적인 소식과 더불어 대장암이 국내 사망원인 1위가 될 날이 머지않았다는 사실은 장 건강에 대한 경각심을 불러일으키는 중요한 근거가 된다.

살펴본 바와 같이 유해균으로 인해 발생한 독소들은 다양한 질병을 일으켜 우리를 위협한다. 따라서 유익균과 유해균의 균형은 장뿐만 아니라 인체 건강에 전반적으로 영향을 미친다는 사실을 반드시 기억해야 한다.

만성질환을 유발하는 장내세균 불균형

우리의 장 속에는 친구이자 적인 세균들이 살고 있다. 우리 몸은 장내세균들에게 숙식을 제공하고, 인체가 할 수 없는 많은 생리적 기능들을 반대급부로 얻는다. 그래서 장내세균은 '미래의 치유 솔루션'으로 부각되고 있다.

이러한 장내세균은 인류와 함께 공생해왔다. 장은 제2의 뇌, 장내세균은 인간의 제2의 유전자라 불릴 만큼 우리 몸에서 중요한 역할을 담당하고 있다. 건강한 사람의 장에는 유익균과 유해균이 85:15의 비율로 존재한다. 이것이 장내세균의 최적화된 상태라고 할 수 있다. 음식을 먹었을 때 우리 몸에서는 여러 효소가 나와 소화를 돕는데, 그 효소들이 모든 음식을 다 소화할 수 있는 것은 아니다. 때때로 효소가 소화할 수 없는 음식물이 들어왔을 때 그 처리를 담당하는 것이 바로 장내세균이다. 장내세균은 그 음식을 먹이로 삼고 분해를 한다. 이때 어떤 세균이 어떤 음식을 분해하느냐에 따라 분해된 결과물이 우리 몸에서 에너지, 효소로 작용하기도 하고 독소로 작용하기도 한다.

최근에는 이 장내세균이 인간의 건강에 밀접한 영향을 준다는 사실들이 속속 밝혀지고 있다. 그리고 장내세균 불균형이 만들어내는 만성질환(비만, 대사증후군, 크론병, 알레르기, 자가면역, 갑상선질환 등)의 위험성과 그에 대한 새로운 치료요법들이 함께 주목받고 있다.

그렇다면 장내세균은 구체적으로 우리 몸에서 어떤 역할을 담당할까?

먼저, 장내세균은 앞에서 말했듯 우리가 먹은 음식물을 소화시킨다. 설탕, 녹말, 식이섬유를 분해할 수 있는 효소를 생산하여 그들을 소화한 후 영양소를 흡수하게 만든다. 소화기관에 존재하는 세균들은 식이섬유를 발효시켜 몸에 유익한 에너지원이며 대사를 조절하는 데 필수적인 단쇄포화지방산을 생산한다. 곡류를 많이 먹는 한국인의 경우 미네랄의 흡수가 어려운데, 이 단쇄포화지방산은 미네랄의 흡수를 도와준다. 그리고 장내세균은 장벽을 구성하는 세포들의 방어력을 증진시키는 점액, 항펩타이드 같은 화학물질들을 생산하고, 장의 면역시스템을 조절해 면역의 균형을 맞추는 역할을 한다. 다양한 면역세포가 거주할 수 있는 환경을 만들어 면역세포가 활발히 활동할 수 있도록 해주는 것이다. 또한 혈류로 흡수되어 뇌까지 이동하는 신경전달물질을 생산함으로써 뇌 건강에도 영향을 준다.

따라서 우리 몸의 면역기능이 잘 움직이려면 장내세균들이 건강하게 균형을 이루고 있어야 한다. 장내세균 종이 다양하게 존재할수록 면역시스템의 균형은 더 잘 이루어진다. 우리 몸에 질병이 생겼을 때 세균의 종이 다양해야 치료가 용이하기 때문이다. 만약 어떤 질병이 생겼는데 그 병을 담당하는 장내세균이 없다면 문제가 될 수 있다. 우리가 흔히 아는 생리불순, 만성피로, 두통, 우울증, 비만, 대사증후군, 여드름, 습진, 알레르기질환 등이 모두 이러한 장내세균 불균형으로부터 시작된다.

> **TIP** 장내세균의 8가지 기능
>
> 1. 면역기능
> 2. 해독
> 3. 염증
> 4. 신경전달물질
> 5. 비타민 생성
> 6. 영양소 흡수
> 7. 배고픔과 포만감 신호
> 8. 탄수화물 소화와 인체에 유익한 단쇄포화지방산 생산

장내세균 불균형은 왜 생기는 것일까?

● 그렇다면 장내세균 불균형은 왜 일어나는 걸까?

먼저, 포화지방이나 트랜스지방 등의 고지방식이가 장내세균의 불균형을 만든다. 또 설탕, 가공식품, 식품첨가물도 장내세균 불균형의 원인이 된다. 제초제, 살충제 또한 장내세균 불균형에 영향을 미치기 때문에 대부분의 가공식품들도 장내세균 불균형의 원인이 될 수 있다. 염소와 불소가 많은 수돗물, 알코올도 원인에 해당된다. 위산분비 저하로 소화가 잘 되지 않거나 스트레스를 심하게 받거나 지속적으로 약물을 복용하는 경우에도 장벽의 방어기능이 약화되어 장내세균의 균형이 무너진다.

장내세균 불균형이 일어났을 때 나타날 수 있는 가장 흔한 증상 중 하나가 바로 SIBO(소장 내 세균과다증식)이다. SIBO가 일어나면 과민성장증후군이 발생할 가능성이 높고 장누수를 통해 더 심각한 전신질환으로까지 이어질 수 있다.

'장이 건강하다'는 것은 장내세균이 다양하고 균형을 이룬 상태를 말한다. 그러나 식생활의 변화가 거듭되면서 현대인들의 장내세균

• [그림 14] 장내세균에 영향을 주는 요인들 •

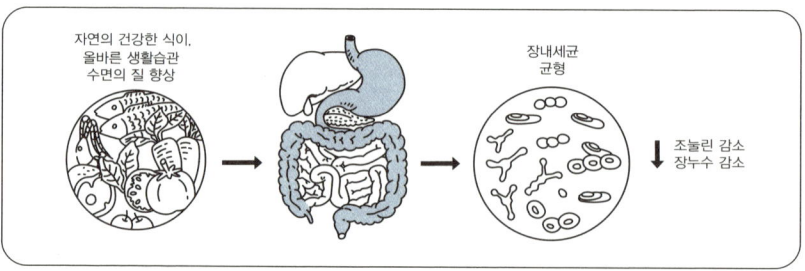

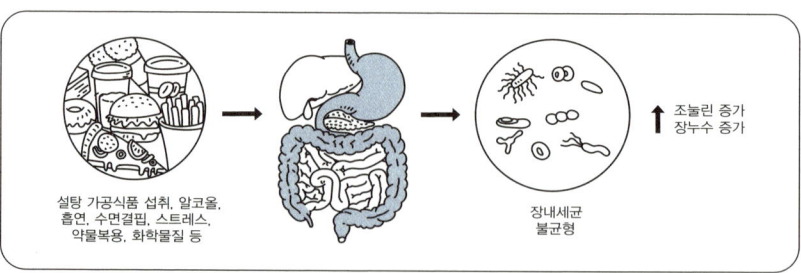

은 그 종류도 다양하지 않을뿐더러 유해균이 훨씬 증식할 수밖에 없는 상태가 되었다. 설탕에 길들여지고, 정제·가공된 음식과 고지방식을 과다 섭취하고, 식이섬유를 덜 섭취하게 됨으로써 유익균이 서식할 수 없는 환경을 만들어버렸기 때문이다. 현대인의 최대 고민거리라고 할 수 있는 비만 또한 장내세균 불균형인 사람에게서 훨씬 많이 나타난다. 여러 가지 음식을 많이 먹으면 장내세균이 많아질까? 그렇지 않다. 잘못된 식이는 오히려 장내세균의 다양성을 결핍시키고 균형을 무너뜨린다.

> **TIP** **장내세균 불균형이 유발하는 대사증후군 증상**
>
> - 식욕 촉진
> - 복부 비만
> - 혈압 상승
> - 중성 지질 증가
> - HDL 감소
> - 인슐린 저항성(2형 당뇨병)

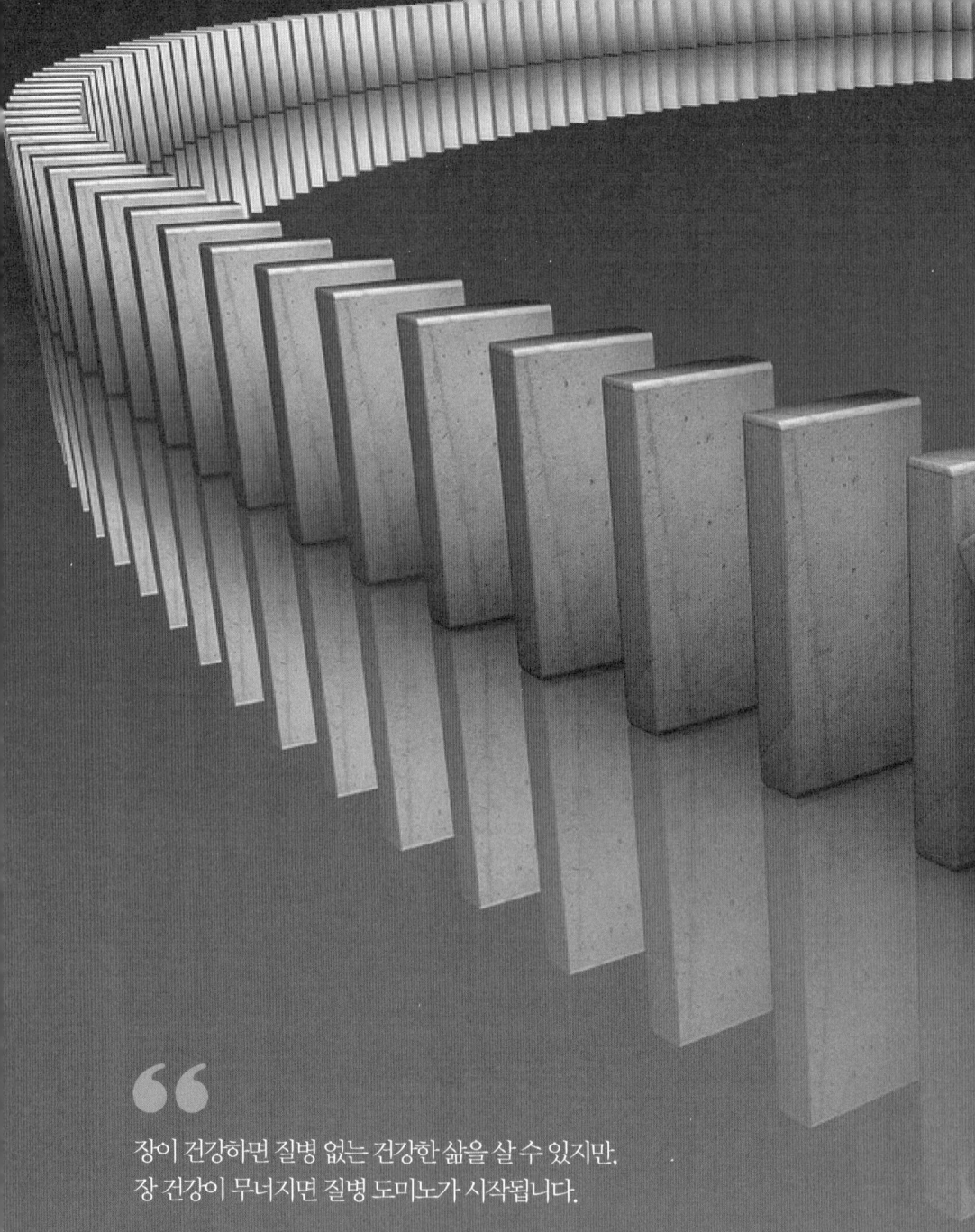

> 장이 건강하면 질병 없는 건강한 삶을 살 수 있지만,
> 장 건강이 무너지면 질병 도미노가 시작됩니다.

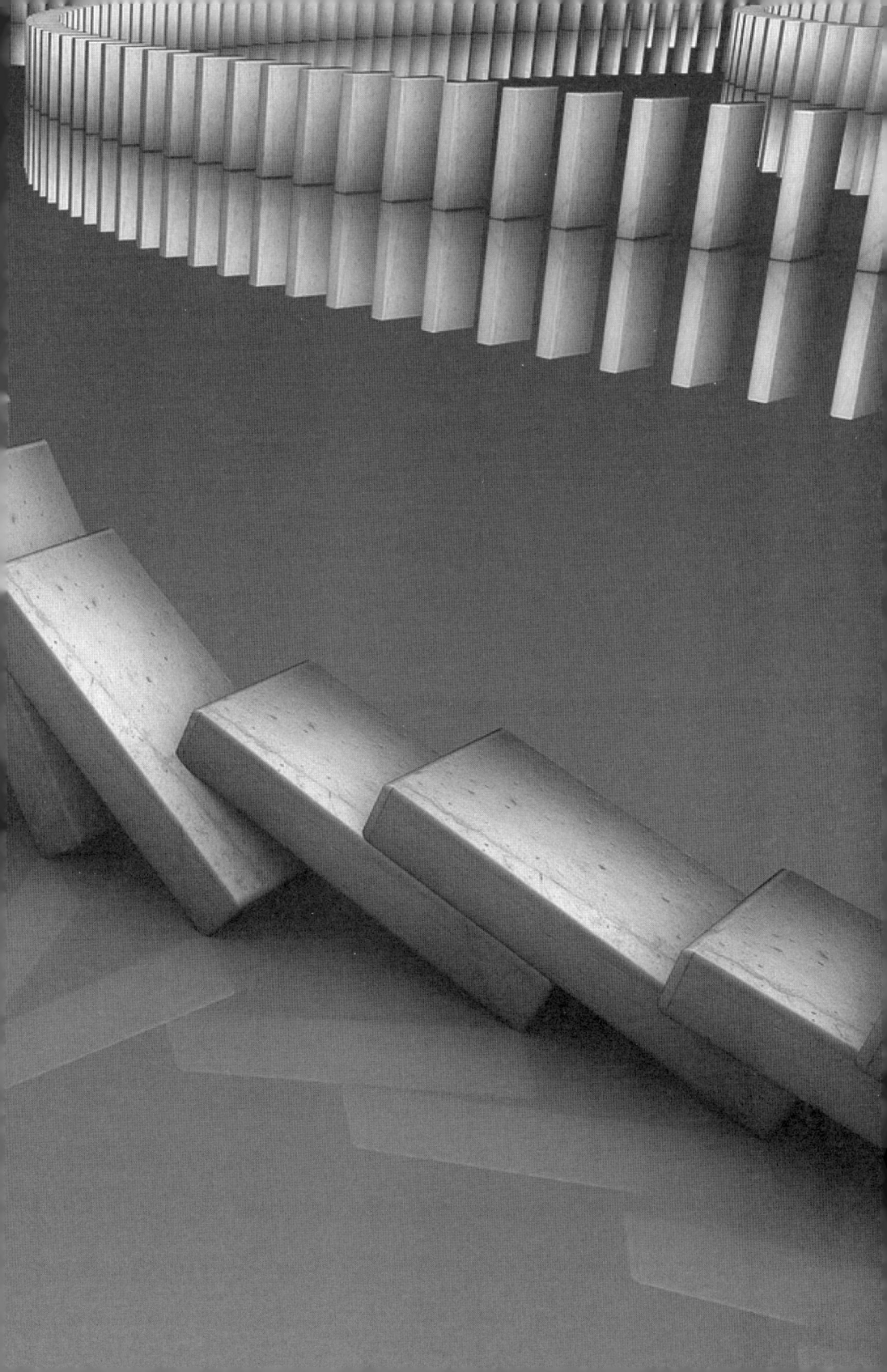

장누수는 모든 전신질환의 숨겨진 블랙박스다

모든 병은 장에서 시작된다. 장이 뚫리면 방어선이 뚫려 몸 곳곳에서 질병이 시작된다. 건강을 지키려면 건강한 장을 지켜야 하고, 장누수를 예방하는 것이 매우 중요하다. 장은 인체를 침범하는 외부 물질이 가장 많은 곳이며 우리 몸의 면역세포의 70~80%가 집결되어 있다. 장은 온몸의 세포 및 조직들과 네트워크를 이루며 끊임없이 소통한다. 따라서 장 환경이 나쁘면 모든 병이 시작되며, 장 건강만 제대로 지켜도 건강한 삶을 누릴 수 있다.

고맙게도 장은 여러 신호를 통해 우리에게 그 위험성을 알려준다. 속쓰림, 메스꺼움, 복부팽만감, 가스, 명치 통증, 변비, 소화불량 등의

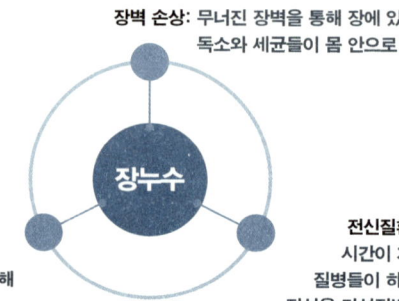

증상들이 바로 장누수의 시작을 알리는 메시지다. 이는 곧 '장누수로 가기 전에 내 몸을 돌보라.'는 고마운 신호다. 이 신호를 무시하지 말고 바로 알아차린다면 장누수뿐 아니라 전신질환도 미리 예방할 수 있다. 문제는 대부분의 사람들이 이러한 신호를 느끼고도 "단지 소화가 안 되나 보다."라고 가볍게 넘겨버리곤 한다는 것이다. 이런 증상에 조치를 취하지 않은 채 방치하면 결국 장누수로 이어진다.

가스와 팽만감은 소장에 세균들이 과다 증식되면서 발효의 결과로 나타나는 증상이다. 이렇게 많아진 세균들이 장벽을 지속적으로 자극하고 손상시키면서 장누수로 이어지는데, 이 증상을 가볍게 여기고 무시하게 되면 전신성 질환으로 확대될 수 있다. 변비와 설사 등도 방치해선 안 된다. 변비와 설사를 겪고 있다면 장에 염증이 발생했거나 장내세균 중 유해균에 의해 감염이 되었다고 볼 수 있다. 이 염증이 만성화되면 과민성장증후군으로 이어지게 되고 장의 민감성도 높아져 복통으로까지 이어진다. 만일 이런 증상이 있다면 이미 장누수가 진행 중이라 판단하고 더 이상 다른 질병으로 이어지지 않도록 빠른 치료를 받는 것이 좋다.

평소에 소화불량, 트림, 구취, 가스, 팽만감, 메스꺼움, 변비, 설사, 복통 등 장이 내게 보내는 신호에 늘 관심을 가지자. 그게 장누수를 막는 지름길이자 각종 만성질환을 막는 최고의 건강 비법이다.

장누수의 위험성

● 우리는 두통, 피부염, 관절 통증이나 과민성장증후군으로 병원을 찾아가 약을 처방받곤 한다. 하지만 그것은 잘못된 치료일 수 있다. 모든 질병은 장에서부터 시작하며, 장에 문제를 일으키는 근원적인 원인은 다양하지만 '음식'에도 그 원인이 있다는 사실은 그 누구도 설명해주지 않는다. 더불어 장누수가 무엇인지, 그리고 장누수가 인체의 나머지 부분과 어떻게 연결되는지에 대해서도 알

TIP 장누수를 통해 일어날 수 있는 각종 질환들

- 다양한 장기 부전
- 만성피로증후군/섬유근육통
- 궤양성대장염
- 크론병
- 셀리악병
- 과민성장증후군
- 역류성식도염
- 염증성 관절질환
- 건선 피부염
- 여드름/두드러기
- 대사증후군(당뇨2, 고지혈, 고혈증)
- 뇌졸증
- 발달장애/자폐증
- 인슐린저항성
- 당뇨 1형/ 당뇨 2형
- 비만
- 다발성경화증
- 난임
- 자궁내막증/자궁근종
- 생리불순/생리통
- 류마티스관절염
- 음식알레르기
- 알레르기 비염/천식
- 아토피 피부염/ 습진
- 심혈관질환
- 갑상선질환(항진증/저하증)
- 자가면역질환
- 불면증/우울증
- 만성염증질환
- 비알콜성지방간

그 누구도
당신이 아픈 진짜 이유를
말해주지 않는다

려주지 않는다. 하지만 장누수는 대부분의 질환과 연결되어 있다고 해도 과언이 아니다. 그렇기 때문에 만성질환 혹은 원인 모를 질병에 시달리고 있다면 반드시 이 장누수에 대해 알아야 한다.

현대인들의 서구화된 식단과 외식문화가 장을 힘들게 만들고 있음에도 불구하고, 우리는 단지 편리하다는 이유로 패스트푸드 식단과 외식문화을 추구하고 있다. 또한 식사 후 먹는 달콤한 디저트들도 과도한 당분으로 유해균 증식을 부추긴다. 이러한 음식들은 장세포를 직접 자극할 수도 있고, 장내세균에 영향을 주어 장이 간접적으로 손상되어 장누수로 이어질 수도 있다. 장 건강에 중요한 식이섬유를 적게 섭취하는 식습관도 장 건강을 해치는 주요인이다. 식이섬유는 장 속 유익균의 먹이가 되는데 장 안에 유익균이 많다 하더라도 먹이인 식이섬유를 공급해주지 않으면 유익균들은 굶어 죽게 된다.

우리가 쉽게 접하는 약물들 또한 장 건강을 위협한다. 한 예로, 항생제의 경우 유익균, 유해균을 가리지 않고 모조리 죽여 장내면역을 떨어뜨린다. 현대인이 가장 많이 먹는 약물은 타이○○, 아스○○ 같은 진통소염제(NSAIDs)인데 이 약은 염증반응은 완화시키지만 오래 복용하면 위장벽의 점액분비를 저하시켜 위장벽을 망가뜨린다.

• 〔그림 15〕 장에 있는 유익균, 유해균의 역할과 장누수를 일으키는 과정 •

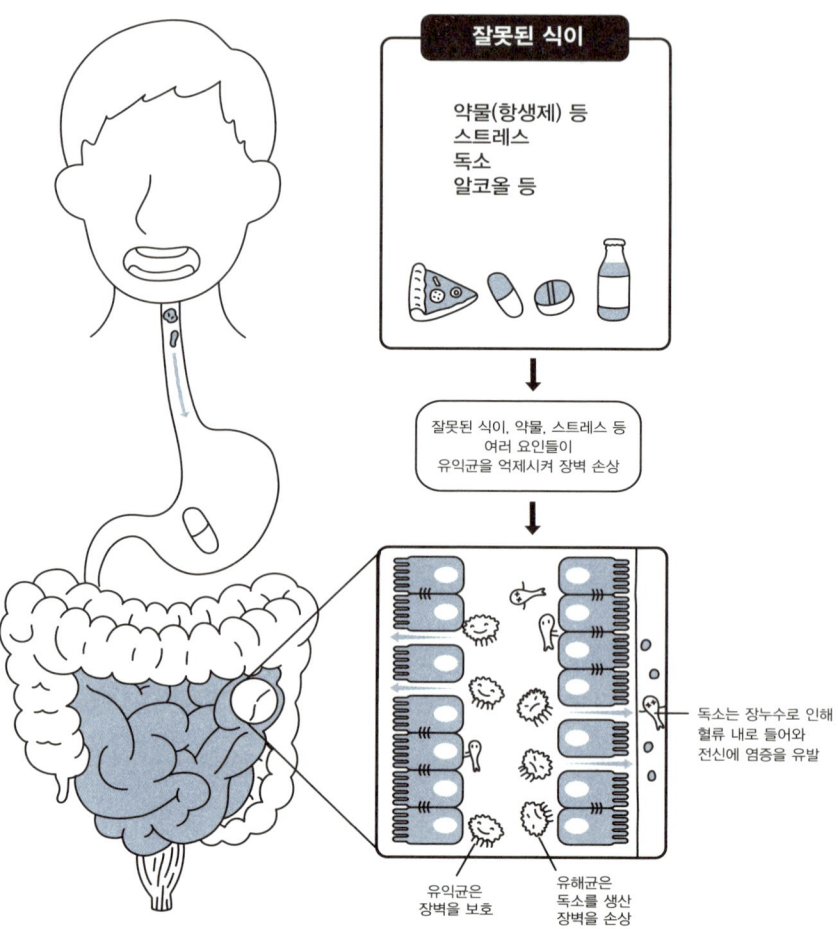

그 누구도
당신이 아픈 진짜 이유를
말해주지 않는다

술은 과음일 경우 72시간 동안이나 장을 누수시킨다는 연구보고가 있을 정도로 현대인들의 장에 치명적으로 작용한다. 또 만성적인 수면부족 또한 인체에 스트레스 반응을 일으켜 장을 손상시킨다. 직장에서 받는 업무와 인간관계에 대한 부담, 가정에서 받는 경제적인 스트레스들로 인해 현대인들의 장은 365일 24시간 늘 새고 있다 해도 과언이 아니다. 이처럼 현대인들은 본인이 장누수 상태라는 사실을 전혀 인지하지 못한 채 날마다 스스로 병을 키워가고 있다.

장누수가 무서운 것은 어느 한 장기가 아니라 여러 장기에서 병이 복합적으로 나타날 수 있다는 사실이다. 인체의 장기들은 서로 연계되어 유기적으로 작동하기 때문에 장에 문제가 발생했다면 장과 연계되어 작동하는 다른 장기 또한 영향을 받았을 가능성이 크다. 그렇기에 치료를 할 때에도 몸 전반적인 상태를 파악하고 판단해야 근본 원인을 잡을 수 있고 치료 또한 근원적 치료가 가능하다.

대부분의 장누수 환자를 상담해보면 본인이 장누수임을 몰라 여러 병원들은 전전하다가 결국 치료 방법을 찾을 수 없어 포기하고 찾아온 경우가 많다. 양방 치료를 하더라도 증세 완화 정도에 그치다 대부분 얼마 지나지 않아 재발하고 만다. 이런 점이 장누수의 무서움이다.

그러나 장누수를 알고 있다면 근원 치료에 접근하기 쉽다. 장누수 치료의 기간과 방법은 그 정도와 유형에 따라 달라진다. 장 손상 정도가 가벼운 경우라면 빠른 시간에 가능하겠지만 장 손상 정도가 심한 경우면 치료 기간은 그만큼 더 길어지게 된다. 만성질환들의 치

 장누수를 유발하는 음식들

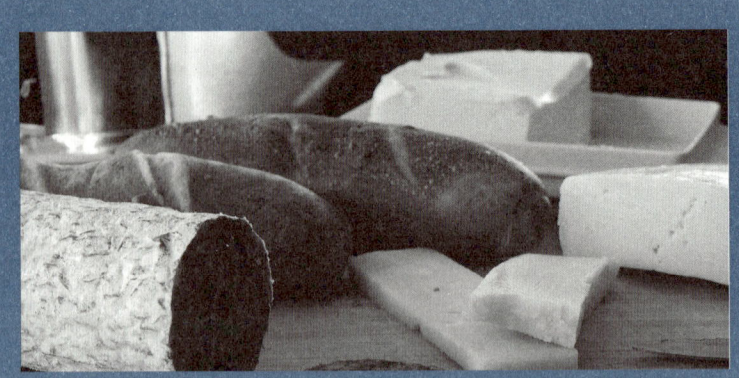

1. 글루텐: 소장세포에서 조눌린 효소를 분비시켜 세포 간 간격을 벌리면서 장누수를 유발한다.
2. 가지과: 솔라닌 독성, 캡사이신 과민증 있는 경우 복통을 유발한다(사람에 따라 다름).
3. 유제품: 소 우유 내 물질인 카제인(알레르기 유발)과 유당(소화를 어렵게)이 장누수를 유발한다.
4. 가공식품, GMO: 가공식품에 있는 트랜스지방과 음식첨가물 및 방부제 등 화학물질이 장누수를 만들고, 유전자변형식품(GMO)은 렉틴이 다량 함유되어 병원균과 곰팡이들의 내성을 강화시킨다. 가공식품에 첨가되어 있는 설탕은 곰팡이균인 이스트균을 증식시켜 염증을 유발한다.

료 기간이 길어지는 이유가 여기에 있다. 그리고 장이 습해서 발생된 장누수라면 장을 따뜻하게 조치해주고, 위산분비 저하로 인한 장누수라면 위산과 소화액 분비를 정상화시키며, SIBO(소장 내 세균과다증식)로 인한 장누수라면 장내세균 균형을 회복시켜줘야 한다. 면역조절장애로 인한 장누수라면 장내세균과 장내세균 대사산물, 장세포, 그리고 면역세포 간의 상호작용을 정상화시키는 게 필요하다.

이렇듯 장누수라는 걸 인지한 후에도, 단순히 환자의 식이나 생활 습관 변화만으로 치유할 수 있는 게 아니라 전문적인 접근과 치료가 필요하기에 장누수 치료는 결코 쉽지 않다. 만약 만성적인 불편함을 느끼는데 치료가 안 되고 있다면 먼저 장누수를 의심해보고 장누수 전문의료기관의 도움을 받는 것이 좋다. 장담컨대, 대부분의 해답은 장누수에 있다.

장누수는 어떻게 비만을 만드는가

● 흔히 많이 먹거나, 운동량이 부족하거나, 혹은 많이 먹고 운동을 하지 않아서 살이 찐다고 이야기한다. 그래서 살을 빼기 위한 방법으로 가장 먼저 '좀 덜 먹어야지.' '운동 좀 해야지.'라고 생각한다. 하지만 종종 이렇게 호소하는 사람도 있다.

"저 정말 많이 안 먹거든요? 항상 새 모이만큼 먹고 웬만하면 걸어 다니려고 얼마나 노력하는데요! 정말 억울해요!"

평소에 많이 먹지도 않고 식이조절도 잘하는데 살이 찐다면 얼마나 답답할까? 이런 상태가 바로 장누수로 인해 비만이 생기는 경우로서 장 건강에 이상이 생겼다는 신호라고 볼 수 있다.

장누수는 다음 3가지 원인으로 인해 비만을 만들어낸다.

첫째, 독소과다
둘째, 전신성 염증
셋째, 장내세균 불균형

이 3가지 문제가 발생하면 우리의 몸은 결코 살이 빠질 수 없는 환경이 되어버린다. 온갖 다이어트 방법을 총동원해도 체중계의 바늘은 늘 제자리란 소리다. 그래서 살을 빼고 싶다면 먼저 살이 잘 빠지는 환경을 만드는 것이 중요하다. 몸속에 독소가 많이 쌓인 상태에서는 어떤 방법으로도 쉽게 살이 잘 빠지지 않는다. 따라서 건강한 다이어트를 하고 싶다면 살이 잘 빠질 수 있는 몸, 즉 독소가 없는 몸을 먼저 만들어야 한다.

우리 몸은 독소로부터 몸을 보호하기 위해 인체의 방어기전에 의해 독소를 지방에 저장한다. 독소가 많아질수록 이 지방창고의 사이즈는 점점 커지게 된다. 지방이 커진다는 것은 곧 복부비만 등 몸의 곳곳에서 비만이 일어나는 것을 의미한다. 비만을 해결하기 위해서 해독을 병행해야 하는 이유가 바로 이 때문이다. 해독을 하지 않고 굶거나 식단을 조절하는 방식으로 무작정 다이어트를 하게 되면 독소들이 몸 안에 쌓이기만 할 뿐 몸 밖으로는 배출되지 못한다. 몸 안에서 제거되지 않은 독소들을 지방이라는 창고에 다시 저장함으

•〔그림 16〕 독소가 비만을 만드는 과정•

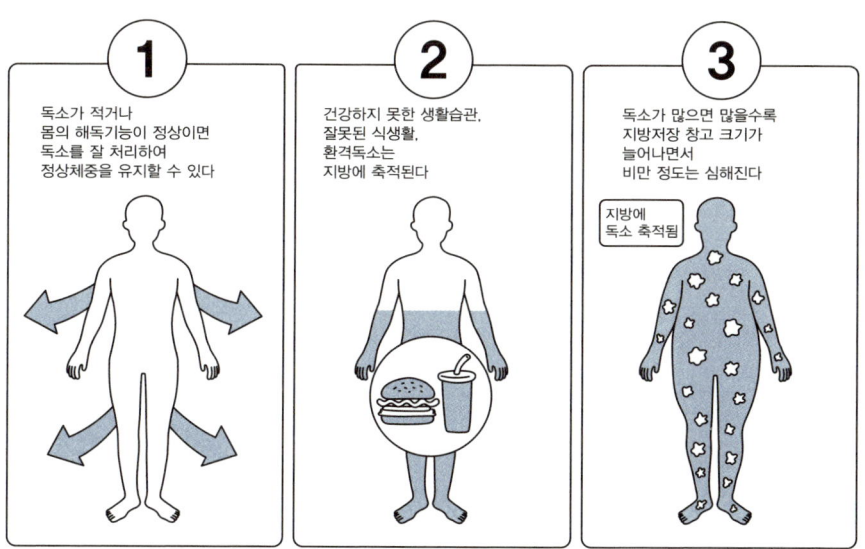

써 요요현상으로 이어지는 것이다. 이것이 실패하는 다이어트의 전형적인 모습이다.

현대인의 식습관을 살펴보면 고혈당, 고지방식이가 생활화되어 있다는 것을 알 수 있다. 스트레스를 해소하기 위해 단 음식을 입에 달고 살거나 고기를 즐겨 먹으면 영양의 균형이 무너지고 장내세균에도 불균형이 생겨 비만과 전신성 염증을 유발하기 쉽다. 장내세균 불균형이 되면 죽은 세균의 조각인 LPS 독소가 다량으로 만들어지고, 이 LPS가 장누수로 인해 몸 안으로 들어오게 되면 인체는 과도한 면역반응을 보이면서 전신성 염증 상태를 만든다. 이 염증으로 인해 인슐린 저항성과 렙틴저항성이 나타나고, 대사기능에도 문제를 가져와 비만을 유발하는 것이다.

비만을 만드는 지방세포는 칼로리 저장장소를 넘어 호르몬을 분비하는 내분비기관으로 작동한다. 지방세포에서 생산하며 관리하는 호르몬의 대표적인 것이 렙틴인데, 렙틴은 식욕을 조절하는 역할을 한다. 그런데 지방에서 호르몬 분비 장애가 일어나고 염증유발물질들이 몸 안으로 들어오면 우리 몸은 복부비만을 넘어 2형당뇨, 고혈압, 고지혈, 심혈관 질환 등의 대사증후군뿐만 아니라 여성질환, 뇌질환까지 발생하는 것이다. 그래서 비만을 일컬어 '염증질환'이라고도 한다.

・〔그림 17〕 장누수가 대사장애를 일으키는 과정・

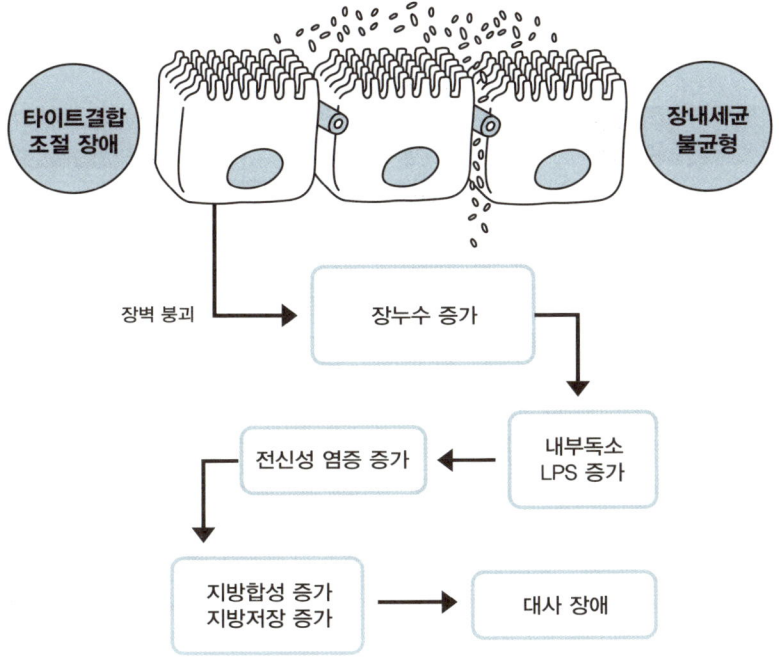

비만은 전신에 미세염증을 일으키는 요인이기도 하지만 반대로 장누수로 인한 염증 때문에 비만이 유발되기도 한다. 그래서 다이어트를 하려면 식이조절과 운동을 하기 전에 내 몸의 염증 상태를 파악하는 것이 중요하다. 미세염증은 혈액검사를 통해서도 잘 나타나지 않기 때문에 호르몬, 펩티드 등 정밀한 검사가 필요하다. 많은 사

•〔그림 18〕장누수가 비만과 대사증후군을 만든다•

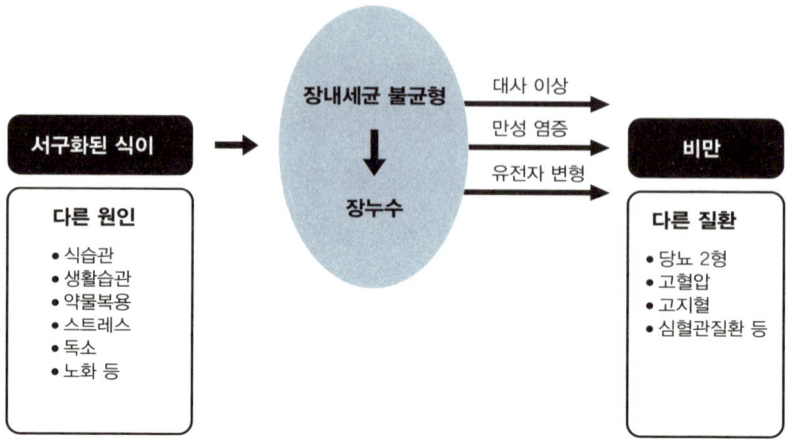

람들이 살을 빼기 위해 다양한 방법으로 접근하지만, 무엇보다 장의 건강상태를 파악하고 장을 건강하게 만들고 난 후 다이어트 프로그램을 적용해야 실패하지 않을 수 있다.

Chapter 3
현재와 미래의 건강을 위한 방어시스템, 면역

신종 코로나바이러스 감염증이 확산되면서 긴장을 놓을 수 없는 날들이 지속되고 있다. 집단감염이 새로 발생하는 등 불안한 국면이 이어지고 후유증을 호소하는 환자들도 늘어나고 있다. 이럴 때일수록 사회적 거리두기, 마스크 착용뿐 아니라 '면역력 키우기'에 집중해야 한다.

코로나19 바이러스에 대해 확진 판정을 받을 경우 산소 공급 이외에 뚜렷한 치료법이 없는 데다 백신 개발이 더뎌지고 있어 사람들의 불안이 더욱 가중되고 있다. 그런데 신종 바이러스로 사망에 이르는 사람들은 대부분 기존에 질병을 가진, 기저 질환자들인 경우가 많다. 반면에 건강한 몸을 유지해온 사람들은 확진 판정을 받았다가도 빠르게 회복이 되는 경우가 있는데 이때 '건강한 몸'이란 '면역이 균형적인 몸'을 의미한다.

우리 몸은 스스로 병을 치유할 수 있는 능력을 지니고 있다. 그러나 우리가 2부에서 이야기하고 있는 건강의 근본 요건인 5가지를 모두 갖추지 못할 경우 우리 몸은 하나의 이상 신호를 시작으로 도미노처럼 각종 질병을 일으키게 된다. 이번 장에서는 건강의 필수요건 중 하나인 면역에 대해 다루려고 한다. 면역 불균형은 소화장애, 스트레스와 함께 건강의 악순환에 치명적 영향을 미친다.

왜 면역이 중요한가

감기에 걸렸을 때 우리 몸 안에서는 어떤 일이 벌어질까? 감기 바이러스가 완전히 제거될 때까지 우리 몸 안의 면역세포들과 침입자들 간에 치열한 싸움이 벌어진다. 면역이란 이처럼 인체가 이물질(항원)에 대한 방어무기인 항체를 만들어 스스로를 보호하는 정밀한 방어시스템이다. 이는 외부에서 들어오는 세균, 바이러스, 기타 이물질

뿐만 아니라 몸 안에서 생성되는 암세포 같은 비정상적인 세포들까지도 모두 제거한다.

세균이나 바이러스처럼 우리 몸에 있어서는 안 되는 물질을 '비자기'라고 한다. 감염된 세포와 암세포는 정상적인 세포가 아니므로 비자기에 속한다. 면역세포는 학습을 통해 이런 비자기를 구분해서 제거해내는 능력을 습득하게 된다. 감염된 세포와 암세포를 공격해 파괴할 수 있는 것도 면역세포가 이런 비자기를 인식할 수 있기 때문이다. 면역이란 기본적으로 자기를 방어하는 기전으로 작용한다. 즉 자기와 다른 형태의 비자기를 찾아내 이를 제거할 목적으로 작동하는 것이다. 그런데 질환을 일으키는 원인으로 외부항원인 비자기 외에 또 다른 하나가 있다. 바로 우리 몸 내부에 존재하는 항원인 '자기'를 공격하는 면역반응이다. 이처럼 면역시스템이 자기와 비자기를 구분할 수 없게 되면서 자가 항체가 자신의 세포와 장기를 공격하는 것을 '자가면역'이라고 한다. 112페이지에 나오는 그림 19를 통해 우리 몸의 면역시스템을 좀 더 자세히 살펴보자.

일반적으로 면역이라 하면 외부 침입자를 제거하는 것을 떠올린다. 물론 그런 경우도 있지만 대부분 면역반응은 내부에서 발생하는 이물질로 인해 일어나는 경우가 많다. 실제로 수많은 질병들이 내부

• [그림 19] 우리 몸의 면역시스템은 자기와 비자기로 구성되어 있다 •

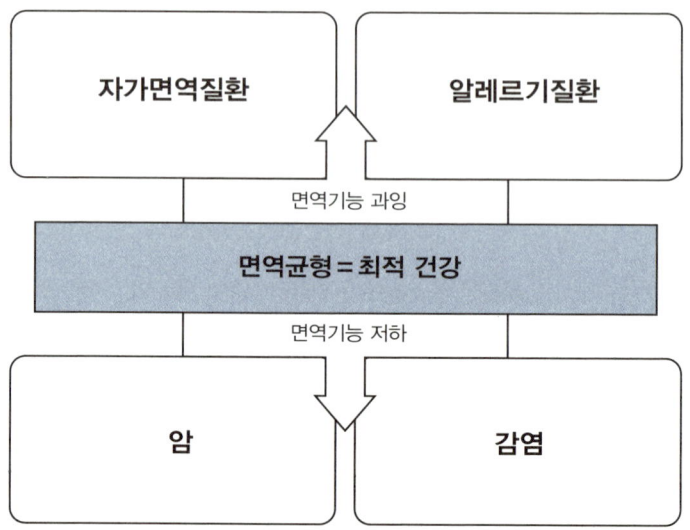

자기(내 몸) / 비자기(내 몸을 제외한 모든 것, 세균, 바이러스 등)
세포는 감염이 되면 자기에서 비자기로 변한다

면역시스템은 어떻게 작동하나?

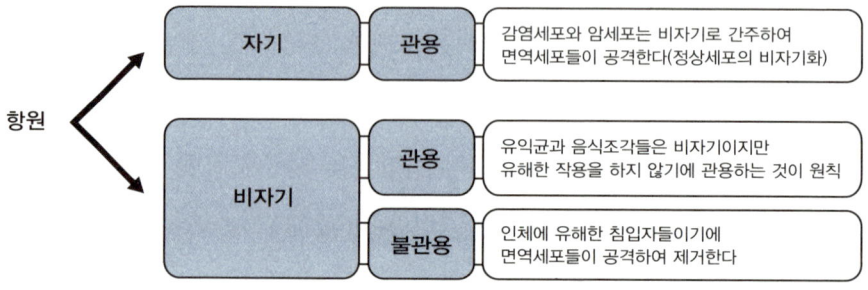

그 누구도
당신이 아픈 진짜 이유를
말해주지 않는다

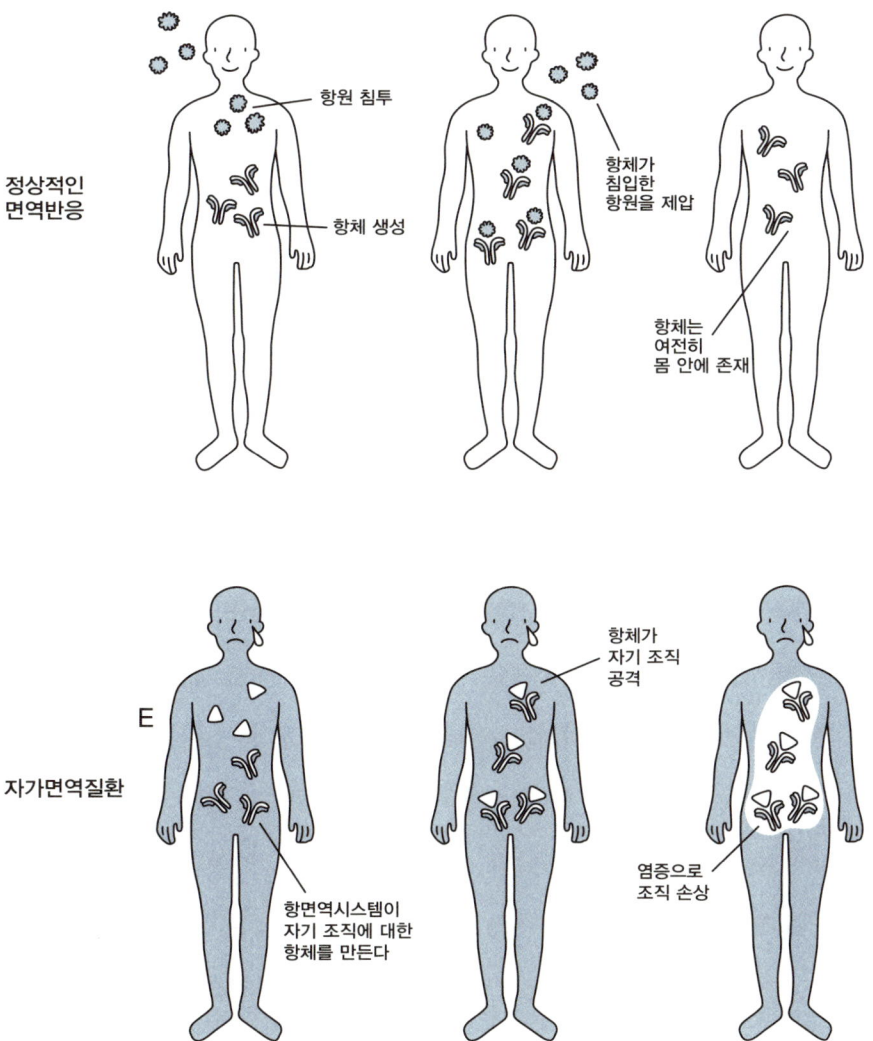

〔그림 20〕 정상적인 면역반응 vs. 자가면역질환

의 이물질로 인해 생겨난다. 예를 들어 어떤 이유로 세포가 손상될 경우, 죽은 세포들 때문에 세포막이 붕괴되면서 세포 안의 물질들이 전부 쏟아져 나온다. 이때 그 내용물이 독소가 되어 면역세포들이 전부 면역반응을 일으키는 것이다. 조금 더 구체적으로 이야기하면, 세포에서 만든 에너지인 ATP는 분자 형태로 존재하는데 세포가 손상되면 그 세포 내에 있던 ATP 역시 면역세포의 공격을 야기하는 독소가 된다. 이 독소가 '비자기'의 한 형태가 되어 면역반응을 일으키는 것이다. 여기서 '자기'가 내 몸을 구성하는 물질을 의미한다면, '비자기'는 내 몸을 구성하는 물질이 아니라 내 몸 안에서 만들어지는 물질인 셈이다.

우리가 '자가면역질환'이라 부르는 대부분은 이러한 내부물질이 '비자기'가 되어 면역반응을 일으킨 경우다. 실제로 현대인이 앓고 있는 자가면역질환의 원인은 바이러스나 세균 감염 이외에도 이처럼 내부에서 발생된 문제인 경우가 많다. 이를 Danger Signal(위험 신호)이라고 한다. 또 하나의 예로 '통풍'의 경우, 통풍의 원인이라 할 수 있는 요산이라는 물질은 그 자체가 노폐물이다. 이 요산이 몸에 쌓이면 뾰족한 크리스탈로 변화하는데 이것이 비자기가 되어 면역반응을 일으킨 것이 바로 통풍이다. 류머티스 관절염이나 중금속으로 인한 질병 또한 이러한 과정을 통해 생겨난다. 즉, 내부에서 발생한 노폐물이 변하면서 비이상적으로 축적되거나 다른 물질이 되어버리면 문제가 생긴다. 노폐물이란 제거되어야 할 물질이 제대로 제거되지 못해서 생긴 것이다. 이 노폐물이 축적되면서 다른 물질이 되며 새로운 형태의 독소가 된다. 이때 면역세포가 비자기로 된 이 새로운 형태의 독소를 공격하면서 질환이 생긴다.

인체는 죽기 직전까지 외부의 병균으로부터 끊임없이 싸우는데, 이런 방어시스템 때문에 각종 질환이나 질병의 위험에서 벗어날 수 있다. 면역이란 외부로부터 몸 안으로 침입하는 유해 물질들에 대한 방어 작용이자 몸 안에서 만들어지는 비자기 물질들에 대한 방어 작용이라 할 수 있다. 몸 안에서 만들어진 물질은 사용한 뒤에는 반드

> **TIP 면역시스템의 기본 기능**
>
> 1. 방어 기능: 외부 침입자를 인지하고 신속하게 침입 바이러스를 제거한다.
> 2. 정화 기능: 음식조각과 노폐물 및 중금속, 면역세포가 죽인 바이러스, 그리고 병들어 쓸모없어진 세포들을 깨끗하게 청소해서 체외로 배출한다.
> 3. 재생/복구 기능: 재생 물질을 분비해서 손상된 조직을 원상태로 복구시킨다.
> 4. 기억 기능: 인체에 침입한 각종 질병인자(항원)를 기억함으로써 재침입이 발생할 경우 즉시 항체를 만들어 대항한다.

시 분해되어야 한다. 이것이 제대로 분해되지 않을 때 독소로 전환되어 우리 몸을 공격하게 된다.

일반적으로 우리 몸은 외부 침입자가 들어왔을 때 그에 대항할 항체를 생성하는 자연치유력을 가지고 있다. 이때 공격에 효과적인 항체를 만들기 위해 침입한 바이러스를 조각내서 분석하는 과정을 거치는데 그렇게 만들어진 항체가 성공적으로 바이러스를 제거한 경우를 '완치'되었다고 한다. 그런데 몸에서 항체를 생성하기까지 최소 7~14일이 소요되기 때문에 평소 면역력이 떨어진 사람들은 이 과정을 버티지 못하고 사망에 이르게 된다.

백신이란 우리 몸에 약한 상태의 항원을 접종한 뒤 몸 안에서 분석의 과정을 거쳐 항체를 만들도록 유도하는 것을 뜻한다. 앞서 언급했듯이 우리 몸은 한번 데이터베이스에 기록된 바이러스에 대해서는 단기간에 항체를 생성할 수 있다. 분석의 과정이 생략되어 빠른 대처가 가능하기 때문이다. 그래서 처음 만난 바이러스에 대한 항체 생성 기간을 잘 견디는 것이 매우 중요하다. 물론 건강한 사람은 바이러스에 걸렸다는 사실조차 모르고 지나갈 수 있다. 하지만 면역력이 저하된 사람은 각별한 주의가 필요하다. 면역력이 떨어졌다는 건 멸균력이 저하되었음을 의미하므로 항체 생성 기간을 버티는 데 어려움을 겪을 수 있다. 또한 바이러스가 살아남기 위해 변종을 일으켜

그 누구도
당신이 아픈 진짜 이유를
말해주지 않는다

새로운 형태를 만들면 그때마다 매번 분석의 과정을 거쳐야 한다. 분석하고 항체를 만드는 사이클이 끊임없이 반복되는 것이다.

> **TIP** 면역반응의 과정

우리 몸에 나쁜 물질(항원)이 들어왔다.
▼
면역세포(항체)가 만들어진다.
▼
나쁜 물질과 싸움을 벌인다.
▼
나쁜 물질이 제거된다.
▼
면역세포가 자신이 싸운 나쁜 물질의 모습을 기억해둔다.
▼
똑같은 나쁜 물질이 체내에 들어온다.
▼
항원의 모습을 기억하기 때문에 처음보다 빠른 속도로 항체가 생성된다.

면역조절에 중요한 KEY,
단쇄포화지방산의 역할들

    필자는 먼저 출간한 《아픈 사람의 99%는 장누수다》라는 책을 통해 장의 중요성에 대해서 이야기했다. 장은 제2의 뇌라고 말할 만큼 우리 몸에서 중요한 역할을 담당한다. 직접적인 통증으로 나타나지는 않지만 지금 이 순간에도 현대인들이 받는 스트레스와 나쁜 식습관으로 우리의 장벽은 뚫리고, 틈이 벌어져 몸속에 염증을 일으키고 있다.

    장 속에는 인체 세포보다 10배 더 많은 장내세균이 살고 있다. 이 장내세균은 우리 몸의 면역체계를 관리해서 건강을 유지하는 중요한 역할을 한다. 장내세균의 종류와 구성에 영향을 주는 요인으로는 먼저 유전자를 들 수 있다. 거기에 식생활, 음주, 운동, 약물 등 생활 요인이 더해진다. 장내세균은 우리가 섭취한 음식물의 영양소로부터 신진대사를 일으켜 성장하기 때문에 식습관과 생활습관은 장내세균의 종류를 형성하는 데 결정적인 영향을 미친다.

    장내세균의 가장 중요한 업무 중 하나는 소화하지 못한 식이섬유를 분해해 단쇄포화지방산으로 만드는 것이다. 인체에 유익한 포화

•〔그림 21〕단쇄포화지방산 •

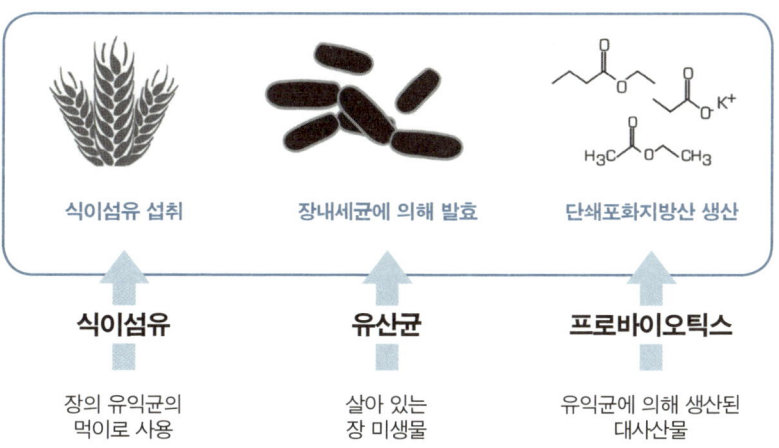

지방인 단쇄포화지방은 교감신경 수용체를 활성화시켜 음식 섭취 후 에너지가 과잉되었을 경우 에너지 소비를 증대시키고, 그 과정을 통해 생체 내 대사 균형을 조절한다. 한 마디로 에너지를 위한 연료의 공급원이 되는 것이다.

단쇄포화지방산은 인체의 면역력 향상에도 기여하지만 더 중요한 기능은 바로 면역조절 기능이다. 알레르기나 자가면역 같은 면역 세포의 과잉 반응은 단쇄포화지방산에 의해 억제되므로, 단쇄포화지방산은 면역력의 균형을 조절하여 알레르기나 자가면역의 증상을 완화시킬 수도 있다. 크론병이나 궤양성대장염 등 대표적인 만성

염증질환도 단쇄포화지방산에 의해 면역반응이 억제되면서 장의 염증이 줄어들게 된다. 따라서 단쇄포화지방산이 잘 생산될 수 있도록 조절하는 것이 알레르기나 자가면역과 같은 질병 치유에 매우 중요하다.

단쇄포화지방산은 장 내부가 발효하면서 생겨난다. 장의 발효 상태란 유익균 같은 장내세균이 식이섬유를 섭취했을 때 대사산물을 만들어내는 현상을 말한다. 발효로 생긴 단쇄포화지방산의 95%는 대장 점막으로 흡수돼 에너지원으로 사용되고 모든 소화관과 전신에 있는 장기의 점막 상피세포를 형성하고 증식을 책임진다. 단쇄포화지방산이 없으면 장벽기능을 제대로 유지할 수 없고, 또 부족하면 장 점막 간에 틈이 생겨 누수가 일어나면서 세균을 비롯한 독소들이 몸속으로 침입하기 쉬워진다. 단쇄포화지방산에는 각종 점액을 분비시키는 작용까지 있어서 이것이 부족하면 위액이나 장액, 췌장액, 담즙이 제대로 분비되지 않는다. 위에 점액이 부족하면 위벽에서 나오는 강력한 염산으로 인해 금세 벽의 구멍이 뚫려버린다. 침이나 눈물, 콧물 같은 체액도 단쇄포화지방산에 의해 만들어진다.

더불어 단쇄포화지방산은 세포 내 미토콘드리아에도 작용해 에너지의 활성화를 촉진한다. 또 장의 pH를 내려서 약산성으로 만듦으로써 유해균이 번식하지 못하도록 살균력을 높이기도 한다. 단쇄포화지방산 중 '뷰티르산'은 항암 효과까지 있어 대장암을 예방하기도 한다. 단쇄포화지방산은 인체와 뇌를 분리하는 혈뇌장벽의 기능 또한 향상시킨다. 다. 또 뇌질환 예방과 뇌기능 향상에 있어서도 혈뇌장벽의 역할은 매우 중요하다. 단쇄포화지방산이 장에서 충분히 생산되면 혈뇌장벽의 무결성을 조절하여 두뇌 손상을 막을 수 있기 때문에 이는 다양한 두뇌질환의 치료법으로도 사용된다.

그렇다면 단쇄포화지방산을 만들어내기 위해서는 어떤 음식을 섭취해야 할까? '이눌린'과 같은 식이섬유가 우리 몸으로 들어가면 장에 있는 유익균이 이 식이섬유를 먹어 대사산물로 단쇄포화지방산

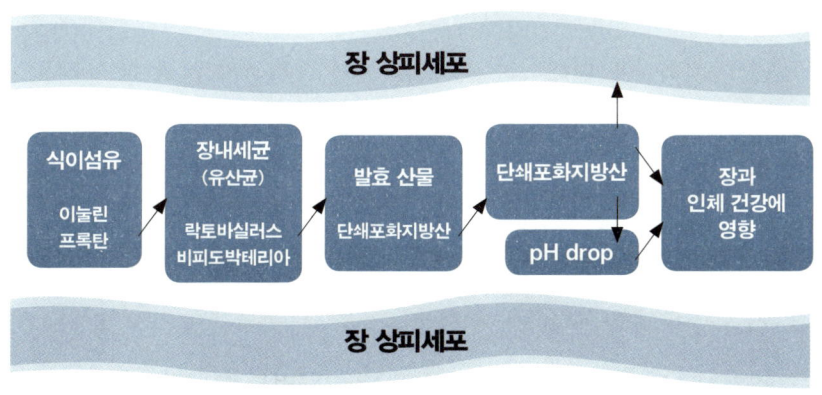

을 만들어낸다. 앞에서 말했듯 단쇄포화지방산은 장세포들의 에너지원으로 활용되면서 위와 장의 점액 생산을 촉진하고 장벽을 튼튼히 하여 장누수 유발을 막아준다. 또 면역조절 기능을 하여 알레르기나 자가면역질환, 대장암까지 예방할 수 있다. 뇌의 식욕조절중추에 작용하여 식욕을 조절하고 인체의 대사를 조절하여 인슐린저항성을 낮추고, 지방대사를 조절하여 비만에 효과적이다.

알레르기 비염이나 류마티스관절염은
장내세균 불균형으로 인해 발생한다

● 면역은 외부의 박테리아가 몸에 들어오면 인체가 이를 인식하고 제거하는 방어 작용이자, 내 몸 안에서 만들어지는 비자기 물질에 대한 방어 작용이라고 말했다. 그런데 인체에 해를 끼치지 않는 박테리아에 대해서는 면역세포들이 공격하지 않고 어느 정도의 관용(Immune-tolerance)을 허용하도록 설계되어 있다. 하지만 면역시스템 기능에 문제가 생기면 이 면역억제 기능이 저하된다. 그렇게 되면 면역세포들이 과도하게 활성화되면서 인체에 다양한 알레르기 증상을 유발시킨다.

면역시스템을 활성화하는 역할은 우리 몸의 장내세균이 주도한다. 이 장내세균이 여러 원인에 의해 불균형 상태가 되면 면역시스템도 혼란을 겪으며 면역 불균형을 불러온다. 이렇게 면역체계의 균형이 깨지면 흔히 감기, 알레르기 비염, 축농증, 아토피피부염 등 알레르기 질환이 발생한다.

장내세균이 류마티스관절염의 원인이 될 수도 있다는 사실을 아는가? 관절에 통증을 동반한 부종이 발생하는 류마티스관절염은 미국에서만 150만 명이 넘는 환자가 있다고 조사된다. 미국 메이요클리닉(Mayo Clinic)은 장내세균 검사를 통해 류마티스관절염의 발생을 예측할 수 있다는 연구 결과를 내놓기도 했다. 류마티스관절염의 생물표지자를 찾기 위해 진행된 이 연구를 통해 건강한 사람의 장에는 거의 존재하지 않는 세균이 류마티스관절염 환자의 장에 많이 발견된다는 사실을 알게 되었다.

면역력의 핵심은 장내세균이다. 앞서 말했듯 장내세균에 의해 인체의 면역시스템이 불균형 상태가 되면 우리 몸에 알레르기질환 및 류마티스관절염을 불러올 수 있다. 따라서 면역력을 높이기 위해서는 장내세균이 균형을 이룰 수 있도록 평소에도 장 건강을 지키는 생활습관을 만들어가야 한다.

면역과다반응을 진정시키는 'Treg' (세포)

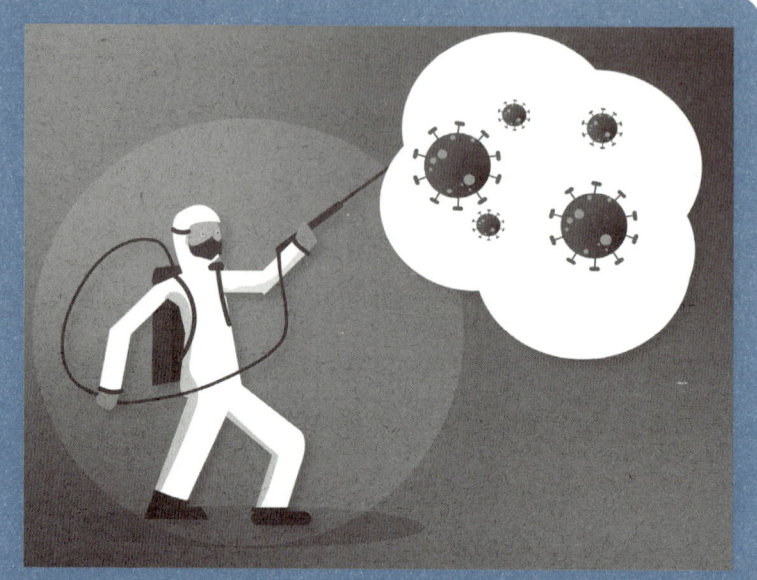

면역억제 기능을 수행하는 세포를 'Treg'라고 한다. Treg는 면역반응을 조절하는 T세포 중 한 집단으로, 자기항원에 대한 관용을 유지해 자가면역 증상이 나타나지 않도록 하는 역할을 담당한다. 류마티스관절염, 다발성경화증 등 자가면역질환을 앓고 있는 환자에게서는 이 Treg의 수가 줄어들거나 기능이 저하되는 모습이 나타난다. 최근 코로나19로 인해 면역력과 Treg에 대한 관심이 높다. 코로나19 중환자 중에는 면역 작용이 과다하게 이뤄져 정상세포까지 공격하는 '사이토카인 폭풍(cytokine storm)' 증상이 발견된다. 이 Treg는 환자들의 과잉염증 반응인 사이토카인 폭풍을 억제하고 환자들의 면역체계를 조절하거나 자극해 환자들의 호흡부전을 개선하는 데 효과가 있다.

그 누구도
당신이 아픈 진짜 이유를
말해주지 않는다

면역 저하는 감염과 암을 유발한다

● 어느 날 바이러스가 몸에 들어온다. 그리고 감염이 일어난다. 이 감염된 세포는 그 상태에서 바이러스 조각을 분비한다. 이를 인터페론(interferon)이라 한다. 이때 근처의 세포들이 분비된 인터페론을 감지한다. 다음으로 그것이 수용체에 전달되면 몸 안의 DNA에서 이 바이러스를 처치할 항바이러스 물질을 만든다. 바이러스는 더 깊숙이 침투하려 한다. 하지만 그럴 즈음이면 이미 세포 내에서 대응물질(단백질)이 만들어져 결국 우리 몸이 바이러스를 물리치게 된다. 이처럼 인터페론은 세포들이 감염되는 것을 막아서 정상적인 상태를 유지하게 만든다. 이러한 이유로 인터페론은 인위적인 치료제로서 몸에 주입하는 데 이용된다. 몸 안의 세포들에게 바이러스가 들어왔다는 것을 알리는 것이다.

건강한 사람이라면 인터페론을 주입시킬 필요가 없다. 인체 내에서(감염된 세포들이) 만들어내기 때문이다. 그러나 면역력이 떨어져 있거나 제대로 기능하기 어려운 몸 상태라면 인터페론이 정상적으로 분비되지 않는다. 그래서 인위적으로 인터페론 치료제를 투약해 몸 안에서 항바이러스 물질을 만들어 활성화시키도록 돕는 것이다. 즉 새로운 바이러스에 대항할 수 있는 항바이러스를 만들어내기 위한 과정(정상적인 면역반응 시스템)이라고 할 수 있다. 그러므로 이 과정에서 단 하나라도 문제가 생긴다면(바이러스를 제대로 인지하지 못하거나, 인터페론이 제대로 분비되지 않거나, 항바이러스 물질을 만들어내지 못할 경우) 생명에 위협이 될 수 있다. 그래서 평소에 선천적인 면역력을 키워야 한다. 이것은 곧 면역력 강화를 뜻한다.

면역력이 떨어지면 우리 몸은 쉽게 감염되거나 암에 잘 걸리는 염증 상태로 변한다. 면역 저하로 발생하는 자가면역질환은 염증 상태에서 암 발생의 위험도를 높인다. 먼저 염증 매개체(유리 라디칼, 사이토카인, 케모카인, 아라키돈산의 대사산물 포함)가 국소 조직에 작용해서 세포 증식, 돌연변이 유발(세포의 유전적 변화), 종양 유전자 활성화를 증가시키게 된다. 여기에 정상 세포를 종양 세포로 변형시키는 종양 유전자와, 종양에 영양을 공급하는 신생 혈관이 더해지면 암을 발생시키는 완벽한 조건을 갖추는 셈이다.

염증으로 발생하는 암에는 여러 가지가 있다. 대표적으로 헬리코박터파이로리 위암이 있고 유두종 바이러스 감염으로 인한 자궁경부암, B형 간염 및 C형 간염으로 인한 간암 등이 있다. 이러한 감염은 악성 종양을 촉진시킬 수 있는 지속적인 염증반응을 유발한다.

면역력 향상보다 면역 균형이 중요하다

우리 몸에서는 매일 5,000여 개 이상의 암세포가 생성된다고 한다. 그런데 어떻게 모든 사람이 암에 걸리지 않는 걸까? 바로 면역세포가 암세포를 직접적으로 공격해 죽이기 때문이다. 면역은 가벼운 증상에서부터 질병의 최종 단계인 암까지 영향을 미칠 만큼 인체에서 중요한 역할을 한다. 면역력을 올리기 위해서는 건강한 생활습관, 식습관을 위해 운동과 충분한 휴식, 스트레스 관리 등을 해줘야 하지만 바쁜 일상 속에 이 모든 걸 유지하기란 결코 쉽지가 않다. 그래서 면역력을 높여준다는 음식, 영양제나 홍삼 등을 먹게 된다.

이렇게 각종 바이러스로부터 우리 몸을 지키기 위해서는 면역력을 활성화시키는 것이 매우 중요하다. 그런데 그만큼 신경 써야 할

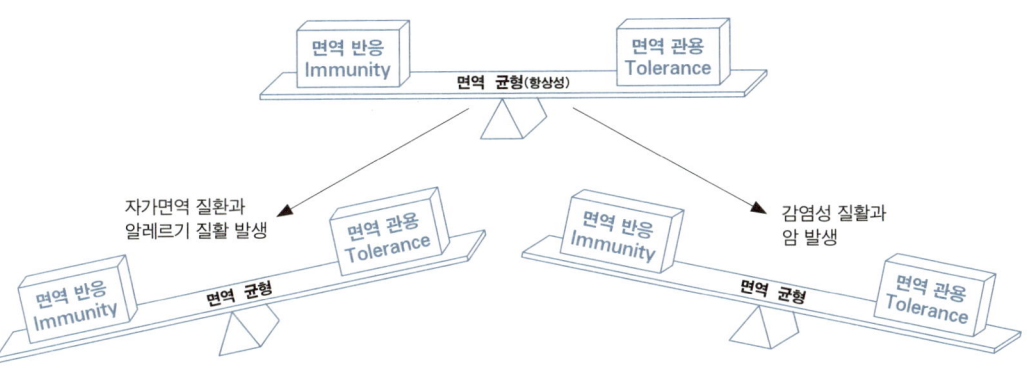

또 다른 요소로 면역 관용(억제)이다. 대부분 면역은 무조건 강화해야 한다고 생각하는데 사실은 활성과 관용(억제)을 탄력적으로 운용할 수 있게 하는 '면역 균형'을 갖추는 게 더 중요하다. **면역력만 강조하기보다 밸런스를 맞추는 게 더 중요하다는 뜻이다.** 물론 강화가 필요한 경우도 있지만 적절한 때에 억제할 줄 알아야 한다. 그리고 몸 안에 이런 시스템이 구축되어야 한다. 그러기 위해서는 무엇보다 적절한 환경을 만드는 것이 중요하다.

이때 균형을 맞추는 핵심적인 역할을 하는 기관이 바로 '장'이다. 장이 무너진다는 것은 곧 면역체계의 균형이 무너졌거나 그럴 위험이 높다는 뜻이다. 면역세포의 공격형이 2 정도라면 억제형은 1 정도가 활성화되어 몸 안에 존재해야 한다. 이때 장내세균(유산균)과 산소, 이 두 가지의 역할이 매우 중요하다. 산소는 면역의 관용을 일으킨다. 그러나 어떤 장내세균들이 존재하느냐에 따라 밸런스가 달라진다. 따라서 핵심은 장내세균의 균형을 맞춰주는 것이다.

결국 인체의 면역시스템을 관장하는 것은 장내세균이다. 내 몸 안에 어떤 미생물이 존재하는가가 면역활성 또는 면역관용의 작용을 결정한다. 면역시스템의 기능이 저하된 상태에는 감염성 질환과 암에 걸리기가 쉽다. 반대로 면역시스템의 기능이 과잉된 상태에는 알레르기질환과 자가면역질환을 유발한다. 알레르기는 장에서 과잉된

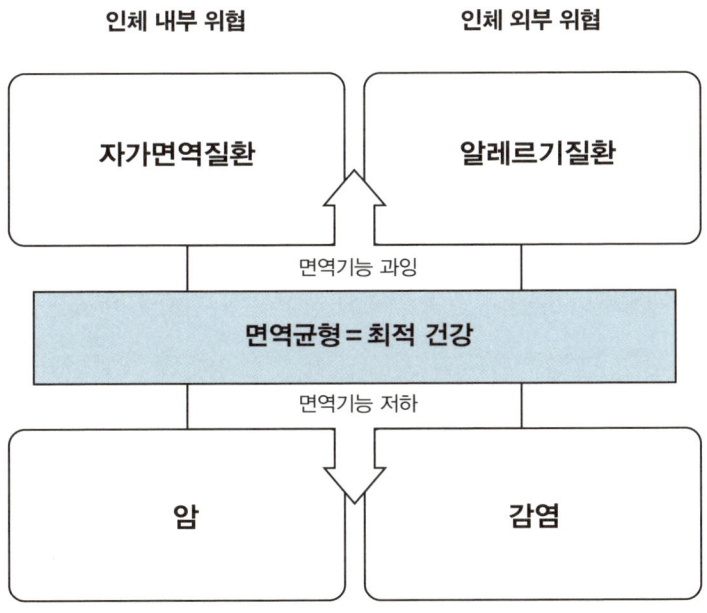

• 〔그림 22〕 면역 균형 시스템 •

상태의 면역반응이 일어나고 있다는 반응이다. 이때 면역세포가 건강하고 면역 균형이 잘 이루어지고 있다면, 나쁜 세균이나 바이러스가 몸 안에 침투했을 때 효과적으로 제거할 수 있다. 그렇게 되면 쓸데없는 과민반응으로 각종 알레르기나 자가면역질환을 일으키지 않는다. 다시 한번 말하지만 '면역'에 있어 무엇보다 중요한 것은 바로 '균형'이다.

면역 불균형이 만드는 질환들

자가면역질환이란 면역체계에 이상이 생겨서 면역세포들이 오히려 몸속의 정상적인 장기나 조직을 공격하면서 생기는 질환을 말한다. 전신성 홍반성, 루프스, 알레르기 비염, 류마티스관절염, 베체트병, 피부질환 등이 이에 속한다. 자가면역질환의 원인은 한 마디로 면역시스템의 교란과 면역 균형의 상실이다. 우리 몸에서 중요한 역할을 하는 면역 기관은 골수, 흉선, 비장, 소장인데, 자가면역질환 환자들은 이 기관들에 교란이 생겨서 기능장애가 온 것이다. 또 자가면역질환 환자들은 면역이 불균형한 상태이다. 면역조절이 제대로 되고 있지 않다는 소리다. 환자들을 살펴보면 면역반응이 억제되어야 할 기능은 항진된 상태고, 항진되어야 할 기능은 억제된 상태이다.

자가면역질환의 근원은 같다. 우리 면역시스템이 침입자를 공격하는 것이 아니라 우리 몸인 세포와 조직 및 단백질을 공격하여 발생한다는 것이다. 어떤 단백질, 세포, 조직이 공격당하는가에 따라 자가면역질환과 증상이 결정된다. 예를 들어, 하시모토 갑상선저하증은 갑상선샘이 공격받는 것이고, 류마티스관절염은 관절조직이 공격받는 것이다. 건선은 피부세포를 만드는 세포가 공격받는 것으로, 그 근원은 모두 같다고 볼 수 있다.

얼마 전 필자를 찾아온 환자는 갑자기 무기력해졌고 기운이 없으며 급격하게 살이 쪘다고 말했다. 이런 증상은 갑상선기능저하증을 의심해볼 수 있다. 자가면역질환 중 하나인 갑상선은 일반인에게 암으로 잘 알려져 있는 기관이지만, 최근 갑상선기능항진증이나 갑상선기능저하증을 앓는 일반인도 점차 늘고 있다. 갑상선기능항진증이나 갑상선기능저하증의 모든 예에서 자가면역반응이 관찰되는 것은 아니지만, 가장 잘 알려진 그레이브스병(Graves' disease)과 하시모토 갑상선염(Hashimoto's thyroiditis)의 경우 자가면역에 의한 질환이라고 잘 알려져 있다. 전자인 그레이브스병은 갑상선기능항진증을 일으키며, 후자인 하시모토 갑상선염은 갑상선기능저하증의 원인이 된다.

류머티즘성관절염도 흔한 자가면역질환 중 하나로 40~60대 여성에게서 자주 발견된다. 주요 증상은 관절의 만성염증이며, 이로 인해 통증, 뻣뻣함, 관절 변형 등이 일어난다. 당뇨1형도 마찬가지 질환이다. 인슐린을 생산하는 췌장세포가 자가항체에 의해 공격을 받아 인슐린을 생산하기 어렵게 되면서 발생하는 질환이다.

면역기능이 과잉되었거나 저하되었을 때 인체에 일어날 수 있는 질병들에 대해 조금 더 구체적으로 이야기해보자.

알레르기 비염은 장 건강이 치료의 핵심이다

● 한국인이 많이 가진 비염이라는 질환은 일상을 매우 불편하게 만든다. 집중력을 떨어뜨리는 것은 물론 아무 데서나 심해졌다 괜찮아지기를 반복하는 재채기와 콧물 때문에 대인관계가 힘들다는 경우도 종종 있다.

비염은 콧속의 점막에 염증이 생겨서 재채기나 코막힘, 콧물이 과도하게 흘러내리는 경우로 알레르기성 비염과 비알레르기성 비염으로 분류된다. 알레르기성 비염은 면역시스템의 알레르기 반응에 의해 유발된 비염으로 정확히 표현하자면 우리 몸에 해가 되지 않는 외부물질(꽃가루, 먼지 등)들에 우리 몸의 면역세포가 과잉 반응을 보여 코의 점막에 발생하는 염증 질환을 말한다. 알레르기 비염은 보통 3~5월에는 나무가, 6~8월에는 풀이, 8~10월에는 잡초가 주원인으로 작용하기에 계절에 영향을 많이 받는 편이다. 이외에도 유전자, 나이, 음식, 주거 환경(진드기, 먼지, 바퀴벌레) 등 여러 요인이 작용한다. 주요 증상으로는 맑은 콧물, 코막힘, 가려움증, 재채기 등이 나타나고 귀 불편함, 두통, 치통, 후비루 등의 전신 증상도 보인다.

알레르기 비염은 면역력이 저하되어 발생하는 것이 아니라 인체의 면역시스템의 균형이 무너져 과잉 활성화된 결과다. 따라서 면역시스템의 균형을 잡아주는 것이 가장 중요하다. 면역 균형을 만드는

데 있어서의 핵심 역시 건강한 장을 만드는 것이다. 물론 알레르기를 유발하는 원인을 피하는 것이 제일 좋지만 현실적으로 불가능한 상황이기에 평소에 인체의 면역시스템 균형을 유지하기 위해 핵심적인 역할을 하는 장내세균의 균형을 회복시켜주는 것이 가장 효과적이다.

  인체의 면역력은 장 건강이 좌우한다는 말이 있다. 장에 존재하는 세균들의 불균형이 장벽을 손상시키고 장누수를 유발시켜 면역 과잉을 유발하기에 비염 증상을 완화하기 위해서는 손상된 장을 복구시키는 것이 급선무다. 먼저 장과 간을 해독하고 손상된 장벽을 복구시켜 면역세포 간의 균형을 만들면 알레르기 비염의 근원 치료가 가능하다. 이처럼 장 건강을 회복시키고 유지하는 것이 알레르기 비염 치료와 예방에 결정적 역할을 한다. 지금껏 수천 명의 비염 환자들을 치료했고 완치를 보인 경우가 많았다. 이 역시 면역 균형을 맞추는 데 핵심적인 역할을 하는 장 기능의 회복을 통해서다.

면역시스템의 혼란이 류마티스관절염을 만든다

● 최근 필자를 찾아온 한 환자는 류마티스관절염으로 인한 극심한 통증으로 극단적인 생각까지 했다고 한다. 병원에서도 정

확한 원인을 알 수 없다고 했고, 그저 진통소염제만으로 하루하루를 버텨왔지만 소화기능이 떨어져 음식을 제대로 섭취할 수 없는 지경에 이르자 우울증까지 겹친 상태였다. 심하게 아플 때는 잠도 제대로 이룰 수가 없었고, 이제 일상생활도 힘든 상황이라고 했다.

류마티스관절염은 주로 관절 주위의 활액(관절의 윤활막에서 분비되는 끈끈한 액체) 조직을 공격하는 자가면역질환이다. 자가면역질환은 인체의 면역계가 자신의 조직을 박테리아나 바이러스와 같은 외래 침입자로 오인하여 공격하는 무서운 질환이다. 류마티스관절염은 이렇게 혼란스러워진 면역시스템이 활막(관절 주머니의 속을 싸고 있는 막으로 윤활액을 분비한다)에서 '침략자'를 찾아 파괴하는 항체를 개발하는 데서 시작된다.

류마티스관절염이 무서운 것은 그 자체로도 고통스럽지만 이것이 전신에 영향을 줄 수 있기 때문이다. 즉 심장, 폐 또는 근육, 연골 및 인대 등 다른 조직과 다른 기관을 공격할 수 있다. 또 때때로 심각한 중증의 부종과 통증을 유발하며 영구적인 장애를 일으킬 수 있다. 류마티스관절염은 남성보다 여성 환자가 더 많은 편이며 관절염이 생기는 부위는 다양하다. 손가락, 손목, 팔꿈치, 어깨, 무릎, 발목 등 온몸의 관절에 생길 수 있다.

활막에 염증을 일으키는 항원(침입자)은 보통 장누수로 인해 발생된다. 소화장애로 인한 덜 분해된 음식조각이나 세균, 바이러스 등이 항원으로 작용하는데, 주로 뚫린 장벽을 통해 몸속으로 유입된다. 우리 몸은 이에 대항하기 위해 항체를 만들어 항원을 제거하게 된다. 그러나 항원이 활막 조직의 구조와 유사하여 면역시스템이 오인을 하게 되면 면역시스템은 활막조직을 공격하게 되는데 이게 류마티스관절염이다. 따라서 눈에 드러나는 증상을 치료하는 것은 류마티스관절염의 근원 치료에 별로 도움이 되지 않는다. 면역활성 세포들의 기능을 억제하고 면역관용 세포를 활성화시켜 면역시스템의 균형을 잡아주는 것이 핵심이다. 장을 복구하고 장내세균의 균형을 잡아주는 것이 근본적 치료인 것이다.

잘못된 면역시스템의 공격, 갑상선기능저하

● 요즘 갑상선기능저하증과 갑상선기능항진증이 주목을 받고 있다. 유명한 여성아이돌 그룹에도 이 질환 때문에 활동을 중단한 일이 있을 정도로 젊은 층에도 그 위험성 높다.

갑상선은 목 앞쪽에 나비 모양으로 생긴 호르몬 분비 기관이다. 이곳에서 에너지를 생성하고 체온을 조절하며 우리 몸의 대사량을 조절하는 갑상선호르몬을 분비한다. 이 갑상선호르몬이 너무 많거나 혹은 너무 적게 분비되면, 신체의 기능과 대사도 너무 빨라지거나 느려지게 되어 문제가 발생한다. 이때 발생하는 질환이 갑상선기능항진증과 갑상선기능저하증이다.

갑상선기능항진증은 온도조절기가 고장 나서 계속 돌아가는 보일러처럼, 갑상선호르몬의 과다 분비로 대사가 지나치게 왕성해지고 에너지 소모가 높아진다. 열이 나면서 땀을 많이 흘리고, 식욕은 증가하지만 체중은 오히려 감소한다. 심작박동이 빨라지고 가슴이 떨리며 불안 증상이 나타나기도 한다. 위험한 것은 부정맥과 심부전, 골감소증과 골다공증 같은 합병증이 생길 수도 있다는 사실이다.

반면 갑상선기능저하증은 낡은 엔진이나 잘 돌아가지 않는 보일러처럼 갑상선호르몬이 너무 적게 분비되면서 대사 속도가 떨어진다. 추위를 많이 타고 기운이 없으며 의욕도 떨어진다. 식욕도 없어 잘 먹지 않는데도 체중은 증가한다. 또 모발이 가늘어지거나 피부가 건조해지고, 변비가 생기면서 부종 및 체액정체를 겪게 된다. 이밖에도 우울증이 생기고 생리불순이 온다.

갑상선 기능 저하는 두 가지 경우에 발생된다. 하나는 갑상선호르몬을 제대로 생산하지 못해 호르몬 분비가 저하되는 경우이고, 또 하나는 갑상선에 면역기능의 혼란이 발생되는 경우이다. 즉 갑상선에 염증이 생겨 갑상선이 제대로 기능을 하지 못할 때 발생한다. 하시모토 질환이라고 불리는 후자의 경우가 더 빈번하게 발생된다. 그런데 이 하시모토 갑상선염(Hashimoto's thyroiditis)은 자가면역에 의한 질환이라고 알려져 있다. 이 역시 류마티스관절염과 마찬가지로 면역시스템이 인체에 침입한 항원을 갑상선 조직과 유사하다고 여겨, 갑상선 조직을 침입자로 오인하여 면역시스템이 이를 공격하면서 갑상선 기능을 손상시킨 결과이다. 이 역시 면역활성 세포들의 기능을 억제하고 면역관용 세포를 활성화시켜 면역시스템의 균형을 잡아주는 것이 치료의 핵심이다. 즉 장의 기능을 회복하여 면역 균형을 잡아줄 때 완벽한 치료를 기대할 수 있다는 것이다.

Chapter 4

건강 회복을 위한 가장 기본적인 준비, 해독

● ● ●

필자가 병의 근원적 치료에서 가장 강조하는 것 중 하나인 '해독'은 우리 몸의 자연치유력을 회복하는 필수 요소와도 같다. 환경오염이 심해지고 가공식품 섭취량이 늘면서 우리 몸에는 실시간으로 독소가 쌓이고 있다. 스트레스, 수면부족, 과식 등으로 인해 쌓이는 내부 독소와 오염된 식이 섭취, 피부와 호흡기 등을 통해 들어와 쌓이는 외부 독소들은 우리 몸을 아프게 하는 주된 원인이다.

이처럼 현대인들이 독소를 피할 수 없게 됨에 따라 인체 해독에 대한 관심은 꾸준히 늘어나는 추세다. 서양 의학의 선구자 히포크라

테스는 "많은 질병이 독소로부터 온다."고 말하기도 했다. 질병을 만드는 근본 원인 5가지 사이클에서 해독이 중요한 이유는, 몸에 독소가 배출되지 않은 상태에서는 치료가 제대로 이루어지지 않기 때문이다. 필자를 찾아오는 많은 비만 환자들에게 다이어트 전 해독을 해야 한다고 이야기하는 것도 그런 이유 때문이다. 또 여성질환, 위장질환 등의 각종 만성질환 환자들 역시 해독을 하지 않으면 결코 제대로 치유가 되지 않는다.

그렇다면 우리는 인간의 오랜 관심사였던 해독에 대해 얼마나 제대로 알고 있을까? 이번 장에서는 해독에 대해 올바로 이해하고, 해독을 통해 건강한 몸을 회복하는 방법을 알아보려고 한다. 정확히 말해 '독'이란 건강이나 생명에 해가 되는 물질이며, '해독'이란 생체 내의 세포에서 유독한 물질을 무독한 물질로 바꾸고 안전하게 몸 밖으로 배출하는 과정을 의미한다. 따라서 해독요법이야말로 생명의 파수꾼이라고 할 수 있다.

인체는 독소에 어떻게 반응하는가

우리는 일상 곳곳에서 우리도 모르는 사이에 독소를 받아들이고

• 〔그림 23〕 우리 몸에 들어오는 독소들 •

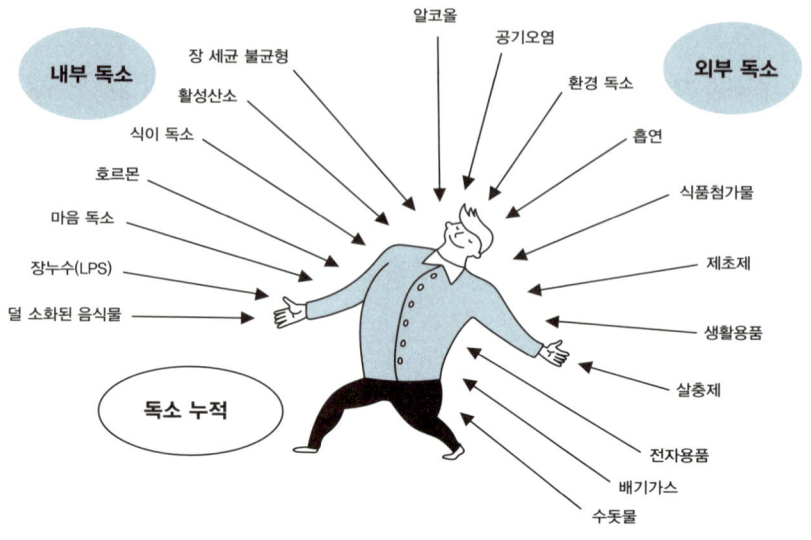

있다. 우리의 입, 코, 피부를 통해 외부에서 인체로 유입된 외부 독소와 각종 스트레스호르몬들, 음식물, 활성산소, 간에서 분해되지 못한 호르몬 등의 내부 독소가 우리 몸에 쌓여 다양한 질병을 만들어낸다.

물론 우리 몸의 모든 시스템은 서로 연계되어 있고 방어시스템도 잘 설계되어 있다. 그러나 독소가 축적되면 장기들은 제 기능을 충분히 발휘할 수가 없다. 독소는 산화스트레스를 발생시켜 만성염증을 유발하고 세포와 조직의 기능 저하를 불러와 질병으로 발전하게 된다. 독소가 인체에 일으키는 문제를 구체적으로 살펴보면 다음과 같다.

독소가 인체에 미치는 영향

1. 순환계: 혈액, 영양소, 산소, 호르몬 운반이 어렵다.
2. 소화계: 소화가 어렵고 세균, 이스트균 증식으로 영양소 흡수가 어렵다.
3. 내분비계: 호르몬 불균형이 나타나고 특히 일상에서 독소들이 에스트로겐 우세증을 만들어 각종 여성질환을 유발한다.
4. 면역계: 독소 축적이 많아지면 면역계가 약해진다.
5. 림프계: 세포 노폐물들이 체외로 배출되지 않거나 몸에 쌓이게 되면 병이 걸리거나 세포가 손상된다.
6. 신경계: 아스파탐, MSG, 살충제, 알루미늄, 수은, 불소, 식품첨가물(수크랄로스) 같은 신경독소가 신경전달 경로와 신호전달을 방해함으로써 기분변화, 공격적 성향, 우울증, 수면장애, 기억 감퇴 등 뇌에 증상을 일으킨다.
7. 근육계: 독소가 축적되고 노폐물이 석회화될 경우 근육이 굳어 만성 통증과 염증반응이 일어난다.
8. 생식계: 몸에 축적되는 독소들은 생식계의 호르몬 불균형을 만들어 생리통, 불임, 자궁내막증 등 여성질환을 유발한다. 환경독소와 살충제 등이 특히 악영향을 끼친다.
9. 골격계: 독소를 제거할 수 없을 때 혈중에 있는 독소들이 뼈에 저장된다. 독소 축적이 일어나고 혈중 pH가 산성화되면 뼈에서 칼슘이 나와 혈중 pH 균형을 유지하려고 한다. 산성화가 심하고 칼슘이 고갈되면 독소를 뼈에 저장하게 된다.
10. 호흡계: 세포 노폐물인 이산화탄소를 체외로 배출하여 혈중 pH 조절한다. 흡연, 공기오염, 방향제, 세안제, 곰팡이, 먼지 등의 노출이 폐를 자극하는 독소로 작용한다.
11. 비뇨기계(신장, 방광, 요도): 소변으로 노폐물을 배출하지 못하면 요로 감염증, 전립선비대증, 신장결석 등을 유발한다.
12. 피부계(피부, 헤어, 손·발톱, 외분비선): 피부는 체온조절을 하고 땀을 통해 노폐물을 내보내는데 독소가 축적되면 발진, 발한, 여드름, 습진, 외모와 피부 결에 변화가 생긴다.

환경호르몬인 내분비 교란물질은 우리 몸속에서 호르몬을 교란하여 건강에 영향을 준다. 환경호르몬은 체내에서 천연 호르몬을 모방하고 호르몬 신호 작용을 방해하여 세포가 원래 속도보다 더 빨리 죽게 만든다. 또한 필수 영양소와 경쟁하거나, 체내 호르몬과 결합하거나, 호르몬을 생성하는 장기에 축적되어 건강을 해친다. 이런 환경호르몬은 인체에 들어와서 에스트로겐처럼 호르몬을 모방하기도 하고, 자연호르몬의 결합 수용체를 막아 차단하며 다이옥신류처럼 암이나 기형을 일으키기도 하고, 중금속처럼 성장호르몬과 갑상선호르몬의 기능을 방해하여 발육 및 지능발달을 저해하기도 한다.

이러한 물질들은 우리가 먹는 과일과 채소 등에 있는 농약을 통해, 육류와 생선 등의 섭식을 통해 체내에 들어오거나, 생수병, 전자레인지의 플라스틱용기 사용, 일회용품, 각종 접착제, 벽지, 오염된 공기 등을 통해 체내에 흡수된다. 그중에서도 다이옥신은 먹거리를 통해 흡수되는 경우가 90% 정도로 높다. 일례로 젊은 층의 커피 문화 확산으로 텀블러 소비가 급증했는데 내부가 플라스틱으로 되어 있는 경우에는 뜨거운 커피를 담을 때 비스페놀A가 용해되어 나오기 때문에 사용을 피해야 한다. 이처럼 우리가 일상에서 주의해야 할 환경호르몬은 다음과 같은 6가지로 분류할 수 있다.

1. 화장품과 파라벤: 유방암

파라벤은 화장품이나 의약품 등의 방부제로 흔하게 사용되는 화학물질이다. 샴푸, 린스, 로션, 모발 제품, 치약까지 대부분의 화장품에서 사용되고 일부 종류는 식품첨가물로도 사용이 가능하다. 반면에 파라벤은 피부의 알레르기 반응을 유발할 수 있을 뿐 아니라, 호르몬과 유사한 작용을 하거나 호르몬의 작용을 방해하는 내분비계 장애물질(환경호르몬)로 알려져 있다. 특히 여성호르몬인 에스트로겐과 유사한 역할을 한다. 따라서 생리통, 생리불순, 자궁내막, 불임 등의 여성질환을 일으킨다. 또한 유방암 조직에서 파라벤이 검출되었다는 연구 결과로 인해 암과의 상관성에 대한 논란이 끊이지 않으므로 화장품 사용이 많은 여성이 더 주의해야 할 물질 중 하나다.

2. 가방과 프탈레이트: 생식독성, 행동장애

프탈레이트는 딱딱한 PVC 플라스틱을 부드럽게 해주기 위한 가소제로 사용된다. PVC 하면 바로 생각나는 것이 바로 딱딱한 플라스틱으로 된 물건들이다. 하지만 주위를 살펴보면 더 손쉽게 프탈레이트가 포함된 물건들을 볼 수 있다. 프탈레이트는 가방이나 의자와 같은 제품을 만드는 데에도 흔히 쓰인다. 특히 어린이가 주로 사용하는 지우개, 학원 가방, 리코더 케이스, 장난감에도 사용되기 때문에 아이를 키우는 부모라면 더욱 주의가 필요하다. 프탈레이트는 화장품, 개인위생용품, 향수, 방향제 등의 향을 오래 지속시키는 데에도 사용된다. 또한 생식독성을 일으키고 아토피, 학습 및 행동 장애를 일으키기도 하는 대표적인 환경호르몬으로, 일부 종류는 발암물질로도 분류되어 있다.

3. 영수증과 비스페놀A : 에스트로겐 우세증, 정자수 감소

비스페놀A는 폴리카보네이트라는 플라스틱의 원료로 사용되며 식품포장재, 캔, 병마개 등의 에폭시 코팅으로도 사용된다. 하루에도 몇 번씩 만지게 되는 마트나 식당의 영수증, 은행의 순번대기표같이 열을 가해 글씨를 나타내는 감열지에도 사용되고 있다. 폴리카보네이트는 딱딱하고 투명한 성질 때문에 가정용 식품 용기나 물병, 젖병 등에도 사용되고 있어 제품 사용에 주의가 필요하다. 비스페놀A는 여성호르몬인 에스트로겐과 유사작용을 하는 환경호르몬으로 생리통, 생리불순, 자궁근종, 자궁내막증, 불임 등을 일으키며 정자수를 감소시킨다고 보고되고 있다. 또한 사춘기를 촉진하고 어린이 행동 장애에 영향을 미친다는 연구 결과가 이어지고 있어 어린이들이 특히 조심해야 한다.

4. 가구와 포름알데하드: 발암물질

포름알데히드는 자극성 냄새가 나는 휘발성 유기화합물로 다른 화학물질과 쉽게 반응하기 때문에 매우 다양하게 사용된다. 가구, 바닥재, 벽지, 페인트 등 인테리어나 건물 단열재와 같은 건축자재에 사용되어 새집증후군의 주요 원인으로 알려져 있다. 또한 매니큐어나 손톱강화제, 헤어제품 등 신체에 직접 사용하는 제품에서도 사용되므로 주의해야 한다. 포름알데히드는 대표적인 발암물질로 장기간 노출될 경우 호흡기의 암이나 백혈병을 유발할 수 있으며, 천식 등의 알레르기 질환에도 영향을 준다.

5. 전자제품과 브롬화난연제: 생식독성, 신경독성

난연제는 플라스틱, 섬유, 페인트 등에 화재 위험을 방지하기 위하여 첨가하는 물질로 실내에서도 쉽게 찾아볼 수 있다. 커튼이나 블라인드, 카펫, 소파, 매트리스, 전자제품 등에 사용되어 집안의 먼지 등을 통해서 실내 공기를 오염시키고 호흡을 통해 체내에 흡수된다. 브롬화난연제는 내분비계를 교란시키는 환경호르몬으로 정자의 감소 등 생식독성과 신경독성을 나타낸다고 알려져 있으며, 갑상선호르몬 기능에 영향을 준다는 연구 결과도 보고되었다. 또한 체내에 오랜 기간 잔류하면서 농축되고 독성을 나타내는 물질로 분류되어 있다. 체내에 잔류하는 브롬화난연제는 혈액뿐만 아니라 산모의 모유에서도 발견되고, 모유를 통해 아이에게 전달되면 뇌 발달에 영향을 줄 수 있으므로 더욱 주의해야 한다.

6. 세제와 알킬페놀류: 생식과 발달을 방해

알킬페놀류는 플라스틱을 생산하는 원료로도 사용되었으나 현재는 합성세제와 섬유 유연제, 세정용품 등에서 계면활성제 성분으로 더 많이 사용된다. 또한 모발 관리 제품이나 염색약의 성분으로도 활용된다. 호르몬과 유사한 작용을 하거나 호르몬 작용을 방해하는 내분비 장애물질(환경호르몬)로 생식과 발달을 방해한다. 일부 알킬페놀류는 클렌징, 샴푸 등 화장품의 제조 과정에서의 부산물로 발암물질인 1,4-다이옥산을 발생시킨다고 보고되기도 한다. 주로 세정제로 사용되는 만큼 하수구를 통해 배출되어 수생생태계를 교란시킨다.

우리는 모두 독소의 바다에 살고 있다

● 독소의 바다에 살고 있다고 해도 과언이 아닐 정도로 우리는 매일같이 음식독소, 합성화학물질, 발암물질, 신경독소, 유전자 독성 화학물질에 노출되어 있다. 해독을 하지 않고 살아갈 경우 우리 몸의 다양한 물질을 해독하는 주요 기관인 간의 해독능력이 감소

하면서 점점 더 독소가 쌓이는 악순환이 일어나게 된다. 그리고 이렇게 만성적으로 과다 축적된 독소들은 몸의 세포와 장기를 손상시키고 결국 여러 질병의 원인이 된다. 즉, 우리 몸은 해독 장기가 독소와의 싸움에서 졌을 때 아프거나 병에 걸릴 수밖에 없도록 설계되어 있다.

다행히 우리 몸은 타고난 해독 시스템을 가지고 있다. 하지만 시스템이 감당할 수 있는 용량을 초과하면 어떻게 될까? 넘쳐난 독소들은 더 이상 밖으로 배출되지 못하고 몸 안을 돌아다니게 될 것이다. 따라서 효율적인 프로그램을 통해 정기적으로 해독을 해주어야 한다. 필자는 첫 번째 저서인 《내 몸살리는 시기별 해독전략》을 통해 어린아이부터 노인에 이르기까지 1년에 3~4회 이상 정기적인 해독을 하라고 권유하기도 했다. 그만큼 해독은 우리 몸의 자연치유 시스템을 유지하는 데 있어 중요한 역할을 한다.

해독을 위해서는 다음의 3가지를 기억해야 한다.

첫째, 우리가 먹는 음식에서부터 집을 청소하고 아름답게 만드는 데 사용하는 제품에 이르기까지 모든 것들은 우리가 섭취하고 흡수하고 호흡하는 독소로 가득하다. 둘째, 우리 몸은 이러한 독소를 해독하고 배설하는 해독 메커니즘을 가지고 있지만 독성에 과다하게 노출되면 제대로 작동하지 못한다. 이는 대부분의 사람들이 과다한 독소를 적절하게 해독하는 데 한계가 있음을 뜻한다. 셋째, 독성 부하가 너무 클 때 우리 몸은 만성질환에 시달리게 되고 심각한 비만까지 유발할 수 있다.

의사들도 독소가 무섭다

● 독소는 우리 몸의 건강을 구성하는 5가지 시스템을 무너뜨리는 가장 치명적이며 무서운 요소다. 독소가 축적될수록 장기에 더 큰 영향을 주게 되고, 각종 만성질환을 일으킨다. 또 몸속에 축적된 과다한 독소들은 인체의 스트레스 반응을 유발한다. 그런데 현대인의 잘못된 식생활과 생활습관은 우리 몸의 해독능력을 초과할 정도로 많은 독소를 만들어내고 있다. 음식과 외부환경을 통해 서서히 축적된 방부제와 합성 화학물질들은 오랜 기간 몸속에 누적되어 지속적인 손상을 불러온다.

독소가 무서운 것은 그것이 음식, 물, 공기, 토양, 개인용품 및 가정용품 등 우리가 생활하는 모든 곳에 존재하기 때문이다. 독소는 우리가 알지도 못하는 사이 우리의 몸에 스며들어 건강을 악화시킨다. 필자 역시 의사로서 건강의 5가지 시스템을 잘 유지하기 위해 노력하는데 그중에서도 독소에는 특별히 신경을 쓴다. 우리의 유전자보다 우리가 먹는 음식, 날마다 마시는 물, 숨 쉬는 데 필요한 공기를 통해 우리의 몸에 독소가 쌓인다면 독소로부터 멀어진다는 건 쉬운 일이 아니다. 그래서 현대인들에게는 일정한 기간을 통해 주기적인 해독이 반드시 필요하다.

•〔그림 24〕독소로 인한 현대인의 건강 악화 사이클•

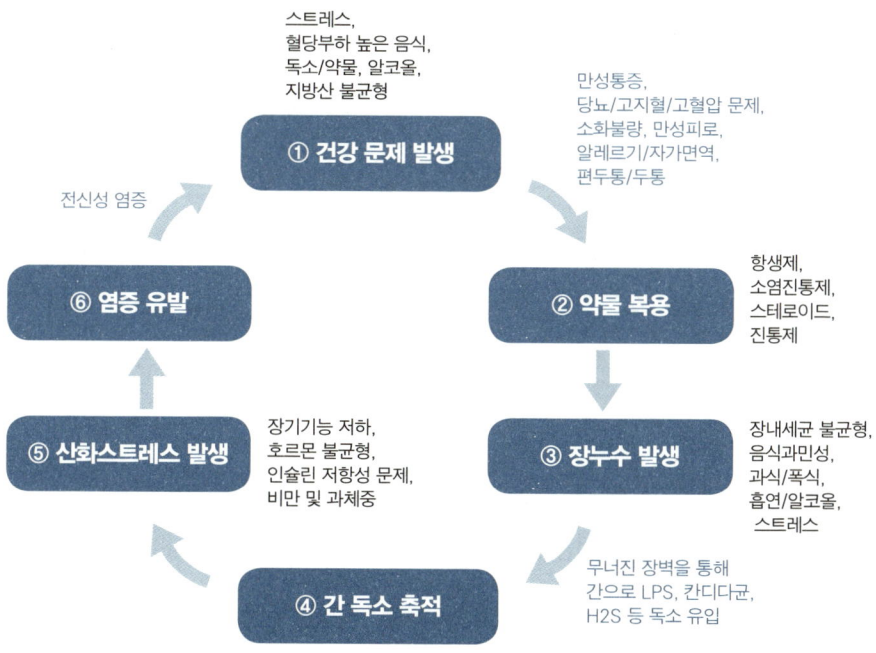

반드시 해독을 해야 하는 이유

해독은 우리 몸을 청소하는 일이다. 즉 불필요한 것을 갖다버리고 제대로 분리수거를 한다는 뜻이다. 그러나 청소를 제때 해주지 않으면 씽크대에는 더러운 음식물이 쌓이고 온 집안에 먼지와 더러운 물질들이 가득하게 된다. 한계를 넘어서면 단순한 청소도구만으로는 회복이 쉽지 않다.

독소가 많은 몸은 청소를 해주지 않은 집처럼 인체 곳곳에 만성 염증이 있다는 뜻이다. 염증이 많으면 우리 전신에는 다양한 질병이 일어난다. 만성 퇴행성 질환, 비만 등이 모두 이러한 독소 누적으로부터 시작된다. 각종 만성질환이나 비만이 있다면 해독이 더 중요해진다. 과다 축적된 독소를 배출시켜 염증 유발 원인을 제거하고, 인체 내 저산소 환경을 개선함으로써 세포의 기능을 회복시켜야 한다. 비만에서 벗어나고 싶다면 먼저 살을 뺄 수 있는 환경을 만드는 것이 중요하다. 우리 몸에 독소가 많이 쌓인 상태에서는 어떤 방법으로도 쉽게 살이 빠지지 않는다. 지방이 독소를 저장한 채 몸에 자리를 잡고 있기 때문이다. 종종 수분을 배출시켜서 몸무게만 줄어들게 해놓고 효과 좋은 다이어트 약이라고 판매하는 걸 보게 되는데, 그런 방법의 끝에는 다이어트의 최대 숙적인 '요요'가 기다리고 있을 뿐이다. 건강한 다이어트를 하고 싶다면 살이 잘 빠질 수 있는 몸, 즉 독소가 없는 몸을 먼저 만들어야 한다.

우리 몸이 원래 가지고 있는 해독 시스템의 역할이 매우 중요하다. 앞서 살펴본 것처럼 독소로 인해 문제가 발생하지 않도록 몸 안에서 해독 시스템이 잘 작동해야 하는데 그 기능이 떨어지면 독소가 축적되면서 염증이 발생한다. 만일 내가 살고 있는 집의 배수구가 역류하거나 화장실 변기 내용물이 내려가지 않고 역류한다면 어떻게 될까? 아마 집안은 쓰레기와 노폐물, 악취로 가득 차서 각종 세균과 곰팡이들의 천국이 되어 질병의 근원지가 될 것이다. 우리 몸도 마찬가지다. 우리 몸에 독소가 가득 차서 배출되지 못하는 상황을 상상해보라. 아마 다양한 질병들이 전신에서 도미노처럼 나타날 것이다. 해독은 우리 몸으로 들어오는 독소를 최소화하고 최대한 많은 독소를 배출함으로써 이루어진다. 그러기 위해서는 다음 5가지를 먼저 체크해보자.

첫째, 우리는 무엇을 먹고 있는가? 식품첨가물, 설탕, 액상과당, 나쁜 지방, 화학물질, 중금속, 환경호르몬 등을 받아들이지는 않는가?

둘째, 우리 몸의 해독기관인 간 기능은 정상인가? 에스트로겐 우세증, 고인슐린, 갑상선질환, 부신호르몬 과다 분비로 고통받고 있지는 않은가?

셋째, 혈액이 깨끗하고 혈액순환이 잘 되고 있는가?

넷째, 노폐물을 잘 배출하는가? 간, 장, 신장 등의 독소배출기관에 이상은 없는가?

다섯째, 마음의 독소인 스트레스가 빈번하게 발생하는가?

외부 원인과 내부 원인으로 인해 발생하는 **염증**은
모든 **질병의 원인**이 된다.

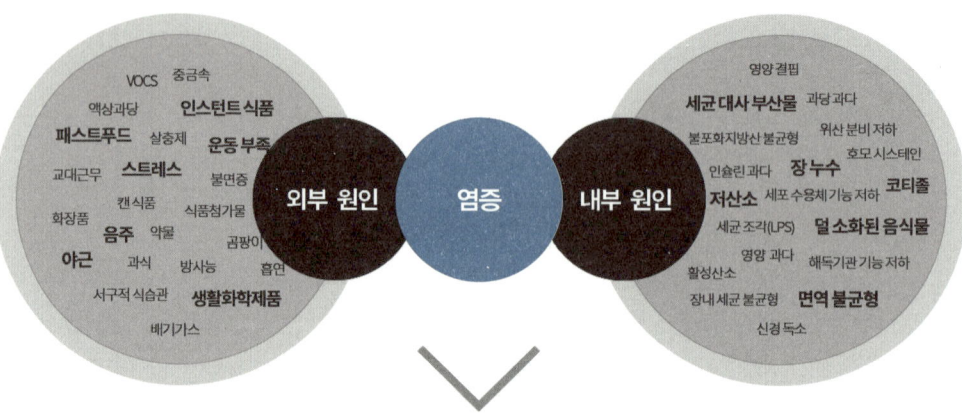

질병이 발생하는 가장 큰 원인은 **독소의 과다 축적과
몸의 불균형**에서 비롯된 **만성염증** 때문이다.

그 누구도
당신이 아픈 진짜 이유를
말해주지 않는다

몸을 치료하는 방법에는 여러 가지가 있지만, 몸에 좋은 것을 받아들이고 나쁜 것을 내보낼 수 있는 환경을 만들어주는 것만으로도 우리 몸이 스스로 운영하는 시스템을 잘 작동시킬 수 있다. 그러나 많은 사람이 제대로 운영될 수 있는 몸 상태를 만들지도 않고 무분별하게 약이나 기능식품을 통해 치료하려 한다. 그런 방법은 일시적인 효과만 있을 뿐 결코 완치로 이어질 수 없다. 해독은 단순히 장을 비우거나 체중을 줄이기 위해서가 아니라 우리 몸에 쌓인 독소를 제거함으로써 염증을 치료하고, 각 장기가 제 역할을 잘 수행할 수 있도록 돕는 데에 그 목적이 있다.

해독의 방해꾼, 염증

● 우리는 염증을 일컬어 '침묵의 살인자'라고 표현한다. 아무런 증상도 없이 서서히 생명을 조여 오는, 정체를 드러내지 않는 침묵의 살인자라는 뜻에서다. 실제로 염증은 각종 장기에 질병을 발생시키고, 암과 치매의 씨앗이 되며, 노화를 가속화시키는 원인이 된다.

앞서 장 속에 염증이 심해지면 장벽이 뚫리면서 구멍이 생기고, 이것이 장누수로 이어진다고 했다. 장벽에 염증이 생겨 구멍이 나거나, 장벽이 열린 상태가 지속된다면 우리 몸에는 어떤 일이 벌어질까? 채 다 소화되지 못하고 위를 통과한 음식물 조각들은 뚫린 장벽을 통해 몸으로 쏟아져 들어올 테고, 그 조각들은 우리 몸에 독소로 작용하게 될 것이다. 이 독소들은 혈류를 따라 몸 이곳저곳을 돌아다니다 인체에 가장 약한 부분부터 시작하여 동시다발적으로 염증을 일으킨다.

장에서 발생한 염증과 독소가 전신 염증으로 확대되면 인슐린 저항성을 시작으로 비만, 알레르기, 자가면역질환, 대사증후군 등 다양한 염증성 질환들이 전신에 나타날 수 있다. 염증과 독소가 뇌로 가면 우울증, 불면증, 두통, 자폐증, 발달장애, 알츠하이머 치매, 파킨슨병 등을 유발하고, 갑상선으로 가면 신진대사가 엉망이 되어 비만과 저체온증 등을 유발한다.

해독은 이렇게 전신 염증으로 확대될 수 있는 질환들을 막기 위한 기초 작업이다. 세포에 염증이 있는 경우, 독소를 감지하는 수용체가 줄어들어 독소 인지를 잘 할 수가 없게 된다. 따라서 위, 장, 간 등의 해독 장기를 이루고 있는 세포들에 염증이 많을수록 해독 능력이 떨어지기 때문에, 염증은 몸이 해독을 하지 못하게 방해함으로써 질병의 악순환을 만들어낸다.

독소가 질병을 만든다

● 인체에 치명적인 영향을 미치는 독소가 몸 안으로 침투하면 다양한 질병이 생겨난다. 우리가 흔히 "환경호르몬 때문에 불임이 된다."는 말을 하는데, 장누수가 여성질환을 일으키는 것 또한 이러한 독소들의 영향 때문이다. 한 예로, 불임을 일으키는 환경호르몬은 화학물질인 비스페놀A를 뜻한다. 이 물질은 그 자체로 에스트로겐을 흉내 내어 이와 유사한 역할을 하기 때문에 우리 몸에 들어왔을 때 에스트로겐 우세증을 만들어낸다. 간에서 해독 처리된 에스트로겐은 장을 통해 몸 밖으로 배출되어야 하는데, 그러지 못하고 장누수로 인해 몸 안으로 재유입될 경우 에스트로겐 우세증이 만들어지는 것이다.

독소의 축적은 에스트로겐 우세증뿐 아니라 방광염, 질염 등의 염증질환으로써 다양한 여성질환을 유발한다. 우리가 많이 들어본 유해균인 '칸디다균'이 장 내에서 과다 증식되어 장누수가 발생한 경우, 이것이 방광과 질에서 세균 환경을 변화시켜 유해균의 증가를 이끌어내고, 염증을 유발해 질염과 방광염을 만들기도 한다. 평소에 질은 락토바실러스 같은 세균들이 약산성을 유지하면서 침입자의 공격을 방어하여 건강한 자궁 환경을 유지한다. 그러나 장누수가 발생하게 되면 질의 세균구도가 변하게 되면서 염증을 만들게 되는 것이다. 이렇게 장누수로 인해 자궁으로 들어온 다양한 독소들은 자궁과 골반 내에서 염증을 유발하여 불임을 비롯한 다양한 자궁질환들을 만들어낸다. 이러한 여성질환을 근원적으로 치료하기 위해서는 장을 먼저 살펴보고 장 건강에 문제가 없는지 확인할 필요가 있다. 그리고 몸 안의 독소를 제거하는 해독치료를 같이 병행해주어야 여성질환에 대한 근원적인 치료가 가능해진다.

최근 '이명' 때문에 찾아오는 환자들이 늘었다. 이명 역시 만성염증에 의한 퇴행성 질환이다. 이명의 가장 큰 문제는 '만성염증이 어디서 오느냐'를 파악하는 것이다. 귀 자체에서 염증이 발생할 수도 있지만 귀보다는 전신에서 오는 염증유발물질이 귀의 만성염증을 유발하는 경우가 많다. 그리고 이때도 주로 장누수가 염증 유발의 근원지로 작용한다. 이명을 치료하는 방법도 마찬가지이다. 몸 안에 발생된 염증을 조절하는 것이 매우 중요하다. 특히 전신 염증 유발의 근원지인 장을 건강하게 복구시키는 것이 이명 치료의 핵심이다. 또한 이명이 일어난 상태의 귀는 산소가 부족한 저산소 상태가 되는데 이 상태는 귀가 제대로 된 기능을 할 수 없게 만든다. 필자의 경우, 이때 고압산소 치료를 병행해주는데 매우 효과적이다. 고압산소 치료는 혈액순환 개선과 염증을 완화시키는 데에 상당한 도움이 되며 치료를 앞당기는 지름길이다.

해독을 부르는 내 몸의 신호들

'해독'이란 말 그대로 독을 푸는 것을 의미한다. 앞서 언급했듯이 우리 몸의 모든 장기들의 세포에는 해독 메커니즘이 잘 장착되어 있다. 하지만 우리 장기들이 처리하지 못할 정도의 독소가 유입될 경우 문제가 생긴다. 따라서 우리 몸에 들어오고 나가는 독소의 양을 똑같이 맞춰 제로가 되도록 해야 한다. 독소 제로 상태를 만들려면 들어오는 독소를 줄이거나 해독 장기의 기능을 높여줘야 하는데, 산업화된 시대에 살고 있는 현대인들에게 전자는 불가능하다. 따라서 해독 장기의 기능을 높이기 위해 주기적으로 해독을 해주어야 한다.

아마 많은 현대인들이 "푹 쉬었는데도 왜 이렇게 피곤하지?" 하는 생각이 들 때가 있을 것이다. 독소가 쌓이면 몸의 에너지가 떨어져 자주 피로감을 느끼게 된다. 이것이 심해지면 종종 우울감을 느끼고 뇌가 뿌연 것처럼 흐려지며 기억력이 떨어진다. 호르몬의 불균형이 생기거나 원인을 알 수 없는 두통이 빈번하게 일어나고 아토피, 비염, 천식뿐만 아니라 복부비만까지 생긴다. 또 당뇨와 섬유근육통을 유발하기도 한다. 몸에서 악취가 나거나 혀가 하얀 것도 독소가 원인일 수 있다. 손톱과 모발이 잘 부서지고 성인 여드름, 요통이나 관절통이 오기도 한다. 여성의 경우 불임을 겪을 수도 있다. 이 모든 것이 우리 몸에 독소가 과다하다는 신호이며, 해독은 이렇게 우리가 빈번하게 겪고 있는 여러 질환을 치료해주는 가장 기본적인 방법이라 할 수 있다.

그렇다면 이렇게 질병이 일어나기 전에 몸 안에 독소가 있다는 사실을 알 수 있는 방법이 있을까? 건강이 최적화되길 바라면서도 우리가 쉽게 간과하고 있는 몸의 3가지 기능이 있다. 이 3가지가 얼마나 잘 작동하는가에 따라 우리 몸의 독소 축적량이 결정된다.

　1. 소화할 때 위산이 잘 분비되는가?
　2. 장벽이 튼튼한가?
　3. 간이 잘 작동하고 있는가?

이 3가지가 정상적이지 않다면 독소과다 상태에 놓여 있다고 봐도 과언이 아니다. 다음 표에서 알 수 있듯이 독소 총 누적량이

0(zero)에 가까울수록 질병의 위협으로부터 벗어날 수 있다. 따라서 병에 걸리지 않으려면 독소에 대한 노출은 최소화하고 장과 간, 신장과 피부, 폐 등 신체기관들의 해독기능을 높여야 한다.

· 〔그림 25〕 독소 누적량이 커질수록 질병의 위험성은 커진다! ·

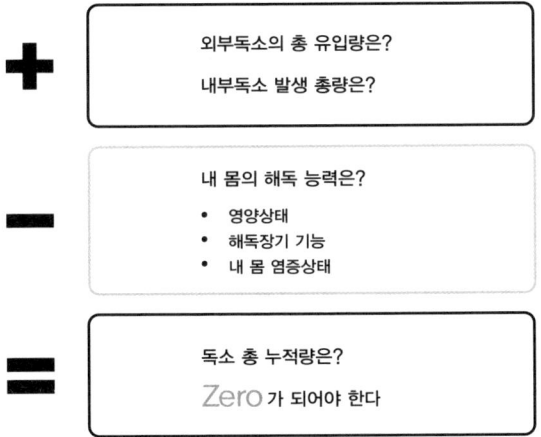

우리 몸의 해독 장기들

해독에 접근하는 가장 효율적인 방법은 바로 우리 몸의 해독 장기의 기능을 높이는 것이다. 대표적인 해독 장기로는 세포, 혈액, 장, 간, 신장, 이 5가지를 들 수 있다. 여기에 폐, 피부, 림프까지도 해독에 관여하는 장기라고 볼 수 있다.

• 〔그림 26〕 인체 내 해독 장기 •

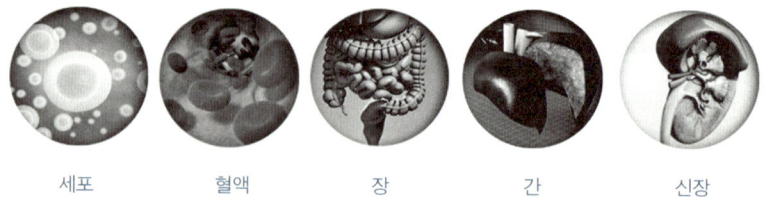

| 세포 | 혈액 | 장 | 간 | 신장 |

첫 번째로 세포를 살펴보자.

생활용품, 화학물질, 화장품 등을 통해 유입된 환경호르몬과 세포 자체 내 에너지 생산 과정에서 발생한 활성산소가 세포의 해독 기능을 망가뜨리면 인체에 심각한 문제가 발생한다. 세포 내에서 독소로 인한 염증이 발생하여 호르몬 불균형과 장기 기능 저하를 유발하는 것이다. 우리 몸의 60조 세포는 세포 각자가 독소인 활성산소 공격에 대한 방어무기인 항산화 시스템과 해독기능을 갖추고 있다. 건강한 세포 형성을 위한 3가지 주요 요소로는 세포 해독능력, 균형 잡힌 영양 섭취, 충분한 산소 공급을 들 수 있다. 세포 해독이 제대로 이뤄지지 않는다면 세포는 독소와 활성산소를 계속 축적하면서 DNA, 세포막, 미토콘드리아를 손상시켜 기능을 상실하게 된다. 시간이 지날수록 독소 축적은 많아지고 세포 기능이 저하되면서 암, 자가면역질환 같은 만성질환이 발생한다.

두 번째, 혈액의 해독 기능은 어떨까?

고인물이 썩듯이 우리 몸의 혈액도 흐름이 원활하지 못할 경우 오염되고 질환을 발생시킨다. 혈액순환은 세포가 일을 하기 위한 원료(에너지)를 제공해주고 노폐물을 몸 밖으로 안전하게 배출할 수 있게끔 운반하는 통로 역할을 한다. 혈액은 독소들의 저장소이자 운반 경로인 셈이다. 혈액순환이 잘되어야 면역세포 역시 필요한 순간에 몸 어디든 갈 수 있다. '몸속 청소부'라고 불리는 혈액의 순환속도가 늦춰지면 혈관이 노폐물로 인해 막힐 가능성도 있다. 온몸의 세포와 장기로 공급되던 산소와 영양분의 공급량은 줄어들고, 이산화탄소와 노폐물 배출은 어려워지는 것이다. 노폐물이 많으면 혈액순환이 힘들어지고, 혈액순환이 힘들어지면 그 압력이 높아진다. 즉 혈액순환이 원활히 이루어지지 않으면 혈압에 이상이 생길 수 있다. 동맥이 좁아져 혈액순환이 안 되면 고혈압이 발생할 우려가 크고, 더 나아가 좁아진 혈관이 막히게 되면 뇌경색, 심근경색 등의 생명을 위협하는 질환의 위험성 또한 증가하니 각별한 주의가 필요하다.

세 번째, 장의 기능은 무엇보다 중요하다.

장은 우리 몸에서 매우 중요한 여러 기능을 담당한다. 먼저 장은 음식물을 소화, 흡수, 배설한다. 우리가 음식을 먹은 후 음식물을 잘게 쪼개어 온몸으로 내보내는 곳이 장이다. 장은 음식물을 소화시키고, 영양분을 흡수하여 에너지를 제공하며, 배변활동을 통해 노폐물을 배출시키는 중요한 활동을 한다. 또 장은 우리 몸의 면역력을 좌우한다. 장은 '제2의 뇌'라 불릴 정도로 신비로운 지능을 가지고 있어 각종 질병에 대항할 있는 면역 기능을 수행하며, 장내 유익한 유산균은 외부에서 침입한 유해균을 억제해준다. 장은 우리 몸과 외부 환경과의 경계선 역할을 한다. 장은 인체에 유해한 세균, 바이러스, 기생충, 곰팡이, 환경독소 등이 외부로부터 인체에 침입하는 것을 막는 보호막 작용을 한다. 즉 장은 주변 환경과 인체를 구분 짓는 경계선으로 이 경계선이 무너지면 인체는 질병에 바로 노출된다.

장은 우리 몸의 대사를 조절한다. 장에서 공생하는 장내 세균에 의해 만들어진 물질은 장세포들로 하여금 호르몬을 분비하게 한다. 이 호르몬은 뇌의 식욕조절에부터 인체의 대사에도 관여함으로써 혈당조절, 지방대사에 영향을 끼치며 비만을 만드는 원인이 되기도 한다. 장에서 발생한 염증과 독소가 전신 염증으로 확대되면 인슐린 저항성을 시작으로 알레르기, 자가면역질환, 대사증후군 등 다양한 염증성 질환들이 전신에 나타날 수 있다. 그리고 장은 우리의 감정을 조절한다. 장에도 감정이 있어서 기분조절, 행동조절, 식욕조절 등 우리가 표출하는 감정에 직접적으로 관여한다. 장에는 뇌 신경 다음으로 많은 약 1억 개의 신경계가 분포하고 있는데 이 신경계가 뇌 신경계와 소통하면서 기분, 감정 식욕까지 조절하기 때문에 장을 제2의 뇌라고도 한다.

  인체 내 독소의 85%가 장에서 온다고 한다. 예를 들어 변을 하루 이상 체내에서 배출하지 못하면 36가지 독소와 179가지 질병을 유발할 수 있다고 한다. 이렇게 중요한 장 기능 저하로 숙변이 생기면서 독소까지 발생하면 면역력 저하까지 불러올 수 있다. 유산균은 장의 독소를 배출하는 역할을 함으로 장내세균이 균형을 이룰 수 있도록 올바른 생활습관과 식습관을 가져야 한다. 수분은 장의 연동운동을 도와 배변을 원활하게 하는 데 효과적이므로 자주 섭취하는 것이 좋다.

네 번째, 간은 해독 하면 빼놓을 수 없는 장기이다.

신체의 화학공장이라 불리는 간은 에너지 관리, 호르몬 분해와 대사, 살균작용, 면역체계 유지 등 수많은 역할을 담당한다. 여러 가지 일을 하지만 가장 중요한 것은 해독의 역할이다. 간은 인체 내 1차 해독기관으로 몸속 해독의 75%를 담당한다. 각종 약물이나 술, 음식 등 외부 독소에 대한 해독뿐만 아니라 스트레스, 근육에 쌓여 있는 피로 물질까지 정말 열일하는 장기라고 할 수 있다. 때문에 간 기능만 잘 유지해도 매일 우리 몸에서 필요한 해독이 어느 정도 이루어지고 있다는 뜻이다. 이러한 간에 독소가 쌓이게 되면 만성피로 등 만병의 근원이 될 수 있다.

다섯 번째, 신장 역시 24시간 동안 쉴 새 없이 돌아가는 주요 해독 장기이다.

신장은 우리 몸에 쌓인 노폐물을 소변으로 빼내는 역할을 한다. 혈액 속의 물과 전해질의 비율을 적절하게 조절하고, 혈류량을 조절해 혈압을 조절한다. 그리고 신장은 우리 몸 안의 산소량을 측정한다. 산소가 부족하면 적혈구가 부족하다고 판단하여 골수에 '적혈구를 생산하라'는 명령을 내리는 호르몬을 생산한다. 또 비타민 D를 활성화시켜 장에서 칼슘을 섭취하게 만든다. 신장에 독소가 쌓이면 노폐물이 배출되지 않아 결석, 통풍이 오고 체액을 유지하기 힘들어 부종이 발생한다. 전해질 균형기능을 상실하면 고혈압이 발생하고 비타민 D의 합성이 어려워 면역기능도 저하된다.

폐는 외부의 산소를 받아들이고 이산화탄소를 내보내는 중요한 역할을 한다. 또한 전신의 진액 및 영양분을 인체의 구석구석으로 보내주고, 땀과 노폐물을 발산하는 등 인체의 기(氣) 흐름을 주관한다. 매연, 흡연, 미세먼지 등 외부 독소의 공격을 받아오던 폐가 올해 발생한 코로나19의 공격으로 인해 더욱 그 역할의 중요성이 강조되고 있다.

피부는 땀에 의해 해독되어 유독 물질, 특히 피부에 흡수되지 않는 유성 물질의 침투를 감소시킨다. 화장품 등 피부와 접하는 화학물질 중 60%가 몸 안으로 흡수되어 들어오는데, 아이들은 성인보다 피부 흡수율이 더 높기 때문에 성인이 되어 질병을 유발할 위험성이 커진다. 피부에 독소가 쌓이면 아토피 피부염, 습진, 여드름, 건선, 피부노화, 칙칙한 피부, 딸기코, 주름, 기미, 검버섯, 생식문제(불임)뿐만 아니라 암까지 발생할 수 있다.

림프는 필요에 따라 추가 정화를 위해 노폐물을 여과·분해하고 혈류로 다시 운반하여 해독한다. 면역세포들이 림프에 상주하며 장에서 들어온 많은 독소를 처리하는데, 이런 독소들이 림프관을 따라 이동하다 순환계로 합류한다. 원활한 림프 순환을 위해서는 운동이 효과적이며 호흡력(산소)도 중요하다.

어떤 해독 프로그램을 선택해야 할까

이처럼 인체의 해독 장기들이 건강한 상태로 제 역할을 해내면 우리 몸은 자연치유력을 갖게 된다. 소화, 수면, 배출 등에 문제가 없고, 특정 질병이 없는 상태로 몸 안에 활력이 도는 사람이라면 해독 프로그램을 진행할 필요가 없다. 한 마디로 자연치유력이 높은 사람은 물리적인 해독이 필요 없는 상태라 할 수 있다.

하지만 지나친 스트레스나 잘못된 생활습관, 식습관이 유발하는 독소가 쌓이면 각 장기에 염증이 생겨 몸 상태가 나빠진다. 특히 해독을 담당하는 간이나 장이 약해지면 독소가 제대로 배출되지 못해 몸속에 독소가 쌓이면서 건강 악순환이 나타날 수 있다. 따라서 해독은 우리의 각 장기들에 쌓인 독소를 동시에 풀어주는 방법으로 진행해야 한다. 위장질환의 주요 요인으로 작용하는 위장운동 장애와 염증은 독소에 의해 유발되므로 장, 간 해독을 위장치료와 병행했을

• [그림 27] 장기 해독 •

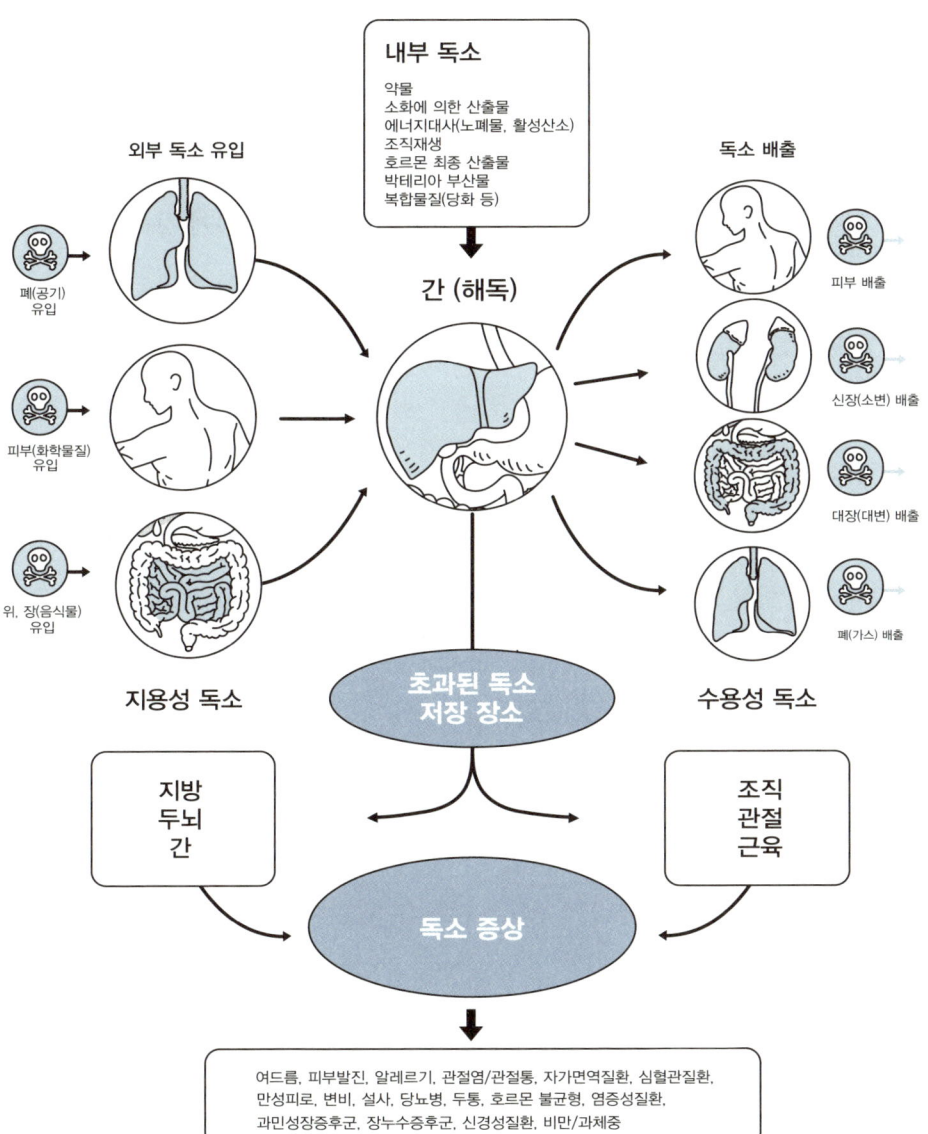

때 치료 효율이 높아진다. 간과 장, 신장은 해독기관의 핵심이기 때문에 이를 강화하면 몸 안에 독소가 쌓이는 것을 막을 수 있다.

간 해독을 하면 지방소화에 필수적인 담즙분비가 원활해져 위장운동이 활발해지고, 위에 있던 음식물이 소화되면서 장운동을 촉진시켜 배출이 원활해진다. 장 해독을 하면 장벽이 튼튼하게 강화되고 장내세균이 균형을 이루면서 독소 생성이 억제된다. 이에 장운동이 정상화되면서 변비, 설사, 과민성증후군, 염증성장질환 등의 질환을 치료할 수 있다. 이렇게 각 장기별로 해독 프로그램을 만들어 주기적으로 실행할 것을 제안한다.

독소의 바다에서는 어느 누구도 자유로울 수 없다. 환경독소, 음식독소, 약물독소뿐만 아니라 몸 안에서 생성되는 내인성 독소, 즉 활성산소, 스트레스독소, 세균조각(LPS), 호모시스테인 등 수많은 독소가 우리 몸의 건강을 호시탐탐 위협하고 있기 때문이다. 또 각종 통증에 시달리고 있는 경우에도 해독이 필요하다. 통증은 몸의 염증이 보내는 이상 신호이다. 염증과 독소가 쌓인 상태에서는 아무리 좋은 약을 먹더라도 제대로 치유되지 않는다. 질환이 있다면 더 자주, 질병에 따라 3~6개월 이상 해독을 지속하는 것이 좋다. 해독 프로그램을 하는 이유는 질병의 근본 원인을 해소시키고 면역이라는 거대한 방파제를 구축해 질병의 접근을 차단시키기 위해서다.

그 누구도
당신이 아픈 진짜 이유를
말해주지 않는다

면역력이 저하되고 장내세균 불균형과 독소로 인한 염증 상태가 지속되면 장기의 해독 기능도 함께 떨어진다. 나이가 많을수록 축적된 독소의 양도 많고 장기의 시스템에도 문제가 발생했을 위험성이 크다. 특히 40세 전후로 우리 몸은 결핍되는 물질들이 많아진다.

사람은 고쳐 쓰는 게 아니란 말이 있다. 이것은 치유에도 적용된다. 즉 해독 프로그램은 사람이 태어났을 때의 상태로 몸을 돌리는 치유법이다. 애초에 태어났을 때의 깨끗한 몸 상태, 어떤 질병에도 흔들리지 않는 건강한 인체를 만드는 것이 바로 해독 프로그램의 목적이다.

건강한 몸, 건강한 삶에 많은 사람들이 관심을 가지면서, 최근 유행하는 키워드도 '해독(Detox)'이다. 그리고 이 해독에 도움을 준다는 해독식품, 해독주스가 빠르게 유행하고 있다. 하지만 자신의 체질과 해독 장기들의 상태, 질병에 따라 알맞은 해독 프로그램을 적용해야 효과적인 치유가 일어난다. 검증되지 않은 수많은 정보를 무분별하게 받아들이지 말고 반드시 전문가와 함께 올바른 해독 프로그램을 접할 수 있길 바란다.

TIP 해독 후 달라지는 몸의 변화 11가지

1. 체중 감량(다이어트): 지방에 저장된 독소를 배출한다.
2. 에너지 생산 증가: 미토콘드리아 기능을 개선시키고, 단쇄포화지방산을 생산한다.
3. 면역력 증가: 장 내에 포진한 면역세포의 70%가 활성화되면서 장내세균이 균형을 이뤄 면역기능을 최적화시킨다.
4. 건강한 피부와 모발: 건선, 여드름, 주사비 등 피부 트러블이 개선된다.
5. 통증 감소: 섬유근막통, 다발성경화증, 류마티스관절염 등 자가면역질환이 호전된다.
6. 수면 촉진: 불면증이 해소된다.
7. 정신 건강 강화: 신경전달물질의 생성과 세포 간 신호전달기능이 향상된다.
8. 소화기능 촉진: 음식 불내증, 세균 과다 증식, 장누수가 호전된다.
9. 장 기능 회복: 과민성장증후군, 염증성장질환(크론병), 만성 변비가 완화된다.
10. 성욕 증가: 성호르몬이 균형을 유지한다.
11. 치유능력 강화: 오토파지(자가소화작용) 작동으로 유전자의 복구기전이 활성화된다.

그 누구도
당신이 아픈 진짜 이유를
말해주지 않는다

Chapter 5
건강 악순환을 만드는 주범, 스트레스

● ● ●

몸의 자연치유력 회복을 위해 두 번째로 살펴볼 요소는 바로 '스트레스'다. 스트레스만 잘 관리해도 절대 암에 걸리지 않는다고 말할 정도로 스트레스는 특히 현대인들에게 중요한 부분이 되었다. 세계 최고의 알레르기 전문가로 인정받고 있는 도리스 랩 박사는 '스트레스 통'이라는 이론을 처음으로 창안했다. 랩 박사의 이론에 따르면 우리는 누구나 체내에 스트레스를 담는 통을 갖고 있다. 그 통이 다 차지 않는 한 우리는 스트레스를 감당할 수 있다. 통이 차기 전까지는 우리의 삶과 몸에 새로운 스트레스가 들어와도 효과적으로 대처할 수 있어서 몸에 나쁜 영향을 주지 않는다. 그러나 일단 스트레스 통이 넘쳐흐르면 그 순간부터 인체 내 여러 방면에서 문제가 일어나기 시작한다. 이 문제들은 결국 각종 질병을 순차적으로 일으키며 건강 악순환을 만들어낸다.

건강한 사람의 급성 스트레스, 아픈 몸을 유발하는 만성 스트레스

우리는 살아가면서 스트레스라는 자극(신체적, 감정적, 정신적 자극)에 끊임없이 노출되고 있다. 여기서 중요한 것은 이런 자극을 받을 때 우리 몸이 어떻게 변화하느냐는 것이다. 스트레스를 이해하려면, 먼저 '싸우거나 뛰거나의 반응(Fight-or-Flight Reaction)'에 대하여 정확하게 이해해야 한다. 이는 '산길을 걷고 있는데 갑자기 호랑이를 만났다면, 우리 몸에는 어떤 반응이 일어날까?'에 대한 연구다. 우리가 갑자기 호랑이를 만난다면 우리의 두뇌는 기존의 경험과 오감을 통해 오는 자극을 분석하여 싸우거나 아니면 뛰어서 도망가야 하는 결정을 내려야 한다. 일단 결정이 내려진 다음에는 우리 몸에서 이에 대한 즉각적인 반응이 일어난다. 즉 스트레스 호르몬인 에피네프린과 노에피네프린이 부신 수질로부터 나오게 되는 것이다. 그리고 스트레스가 장기화되면 스테로이드 호르몬인 코티졸이 같이 나오게 된다. 즉 에피네프린, 노르에피네프린과 코티졸은 '스트레스 호르몬'인 셈이다. 이 호르몬들이 스트레스에 대처하기 위해 분비되는데, 스트레스 호르몬 분비에 이상이 발생하면 인체는 심각한 문제로 나아간다. 이 호르몬들이 인체에 미치는 영향은 다음과 같다.

1. 혈당을 올려줌으로써 근육과 관절이 힘을 더 쓸 수 있게 해준다(에너지 생산).
2. 맥박을 빠르게 하고, 혈압을 높여주어 많은 양의 혈액을 근육과 관절 및 뇌로 보낸다.
3. 호흡을 빠르게 해주어 온몸에 산소를 많이 보낸다.
4. 눈동자를 크게 해주어 더 잘 보이게 해준다. 물론 귀로도 더 잘 들리게 해줌으로써 상황판단을 도와주는 역할을 한다.

1~4번에 해당하는 4가지 외에는 몸의 모든 기능을 억제한다.

뇌에서 스트레스 스위치가 켜지면 우리 몸은 위험에 대처할 수 있도록 순간적으로 많은 에너지를 만들어낸다. 또 한정된 에너지가 꼭 필요한 곳으로 가도록 재분배하는 일련의 반응이 연쇄적으로 나타난다. 스트레스란 우리 몸에 평소보다 더 많은 에너지를 공급하라는 신호이기 때문이다. 흔히 스트레스 하면 부정적인 생각이 먼저 떠오르지만 스트레스가 만들어내는 생리적 변화는 인간이 살아가는 데 없어서는 안 될 요소이다. 인간은 수백만 년 동안 유인원으로 살면서 이런 생리 반응을 진화시켜 왔다. 문제는 이런 스트레스 반응이 현대에 와서 만성화되고 있다는 사실이다.

> **TIP** 만성 스트레스에 따른 질병 발생 과정
>
> - 신경 예민의 지속 → 신경증
> - 수의근육 수축의 지속 → 근육통
> - 위 및 장 근육 이완의 지속 → 소화장애 유발
> - 맥박의 지속적 상승 → 자신의 심장 박동을 불편하게 느끼는 심계항진 유발
> - 혈압의 지속적 상승 → 고혈압 유발
> - 호흡의 지속적 상승 → 호흡 질환 유발
> - 혈당의 지속적 상승 → 당뇨병 유발
> - 피부 혈액순환의 지속적 감소 → 피부병 유발
> - 혈관 수축의 지속 → 사지의 마비
> - 혈액 내 지방의 지속적 증가 → 심장혈관병 유발
> - 간 및 근육에 저장된 에너지의 지속적 소모 → 만성 피로증
> - 비장에 저장된 혈구의 지속적 강제 동원 → 혈액병 유발

나쁜 스트레스는 이 스트레스들이 만성이 되었을 경우를 의미한다. 아무리 좋은 스트레스라도 만성이 되면 아픈 몸이 된다. 그러므로 급성 스트레스와 만성 스트레스를 구별하는 것이 중요하다. 스트레스가 만성이 되지 않게 하려면, 급성 스트레스를 받은 뒤 회복하는 것이 매우 중요하다.

만성 스트레스는 우리 몸을 조금씩 점차적으로 파괴해간다

앞에서 말했듯 우리가 길을 가다 호랑이를 만난다면 우리 몸은 갑자기 스트레스 상태가 되어 여러 변화를 일으킨다. 먼저 많은 혈액을 근육과 관절, 뇌로 보내기 위해 어디에서인가 혈액을 돌려 써야 한다. 가장 먼저 혈액을 가져오는 곳이 바로 위장계통이다. 오전에 상사로부터 보고서에 대해 좋지 않은 피드백을 받은 김 대리는 점심을 먹는 둥 마는 둥 했는데도 체한 것처럼 속이 더부룩하다. 스트레스를 받으면 위장계통의 혈액순환이 줄어들기 때문에 소화가 안 될 수밖에 없다. 다음으로 혈액순환이 줄어드는 곳은 피부이다. 우리 몸에서 가장 큰 기관이 피부이므로 피부로 가는 혈액을 차출해서 필요한 곳인 근육, 심장, 두뇌로 보낼 수밖에 없다. 스트레스를 받으면 손발이 차고 공연히 식은땀이 나는 이유도 바로 이 때문이다.

또 하나, 당장 직면한 스트레스를 처리하는 데 있어 생식기 계통은 별로 중요하지 않은 상황이 된다. 생존의 문제가 걸린 상황에서 종족보존의 본능이 생길까? 아닐 것이다. 따라서 남성들에게는 발기부전, 여성들에게는 생리불순이 오게 된다. 소화가 안 되고 손발이 차다고 호소하는 사람들이나 각종 성기능장애를 갖고 있는 사람들은 거의 틀림없이 잠도 잘 자지 못한다. 스트레스가 그 원인인 셈이다.

뇌의 활동도 급변한다. 분출된 화학물질이 뇌의 편도체를 자극해 공포 감정을 만들어낸다. 또한 기억공장인 해마는 이 경험을 재빨리

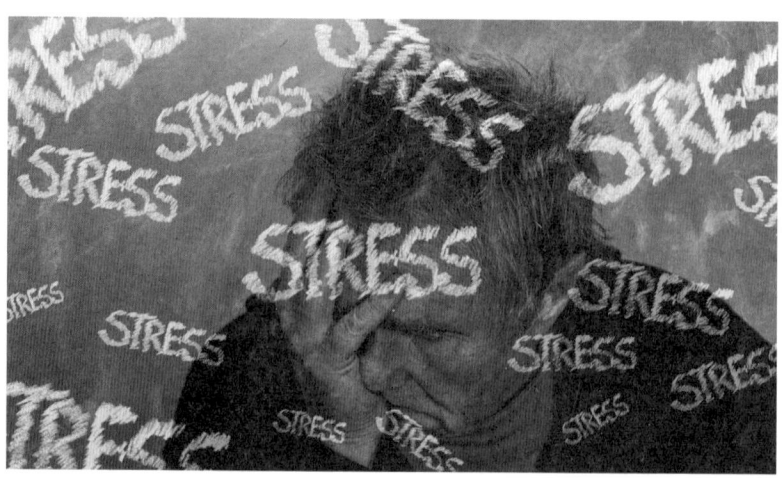

장기기억으로 바꾼다. 그래야 다음번에 비슷한 상황에 부딪혔을 때 재빨리 대응할 수 있기 때문이다. 우리가 충격적인 일을 생생하게 기억하는 것도 바로 이 때문이다.

그렇다면 길에서 갑자기 호랑이를 만날 일이 없는 현대인들이 스트레스 때문에 잠 못 드는 이유는 무엇일까? 오늘날의 스트레스는 일상의 도처로부터 온다. 직작생활의 과다한 업무, 복잡한 관계로부터 오는 스트레스, 또 과도한 경쟁과 생존의 문제로부터 오는 스트레스, 요즘처럼 코로나19로 사회적 분위기가 다운되면서 오는 스트레스, 몸이 아픈 데서 오는 인체의 스트레스 등 다양한 이유들이 우리를 잠 못 들게 한다.

스트레스는 우리 몸에 어떠한 질병을 일으킬까? 먼저 스트레스가 혈액순환에 일으키는 문제를 살펴보자. 스트레스가 발생하면 생존에 필요하지 않은 소화기 같은 쪽에 혈관 수축이 일어난다. 그렇게 되면 허혈, 즉 피가 부족한 현상이 일어난다. 심할 경우 세포가 죽어버린다. 만약 세포가 죽지 않으면 미토콘드리아 기능이 저하된다.

미토콘드리아는 에너지를 만드는 에너지 발전소이기 때문에 이곳에 기능이 떨어지면 신체에 필요한 에너지를 만들어내지 못한다. 조금만 움직여도 피로도가 높은 사람들은 미토콘드리아의 기능이 저하된 경우일 가능성이 높다. 에너지가 없으므로 소화효소, 대사효소 등 많은 효소들의 생성도 저하된다. 효소들이 제 기능을 다 하지 못하면 이 자체로 질병이 발생할 수 있다. 또한 미토콘드리아는 우리 몸의 체온에도 영향을 미친다. 미토콘드리아 기능이 저하되면 열 생산이 부족해지면서 저체온이 오게 된다.

TIP 만성 스트레스로 인한 질병

1. 스트레스와 심장: 고혈압, 동맥경화증, 돌연 심장사
2. 스트레스와 에너지대사: 고지혈증, 인슐린의존성 당뇨, 인슐린 비의존성 당뇨, 대사증후군
3. 스트레스와 소화: 신경성 식욕부진증(거식증), 내장지방, 식욕감소, 기능성 위장관장애, 과민성장증후군, 궤양
4. 스트레스와 성: 남성 – 발기불능, 성욕감소, 조발성 사정
   여성 – 월경주기 불규칙, 무월경, 성욕감퇴, 시험관 수정의 낮은 성공률, 심인성 유산, 조산
5. 스트레스와 면역: 면역억제(만성 스트레스) – 잦은 감기, 바이러스질환, 암 등
   면역 이상(면역 과잉) – 자가면역질환, 알레르기질환, 염증성 질환 등
6. 스트레스와 통증: 정상보다 오래가는 통증, 스트레스로 인한 두통, 섬유근육통, 만성피로증후군 등
7. 스트레스와 기억: 장기 (만성) 스트레스 – 기억력 저하, 뇌세포 파괴, 치매
8. 스트레스와 정신질환: 우울증, 조울증, 계절성 우울증, 불안장애, 강박증, 충동장애, 무기력 등
9. 스트레스와 중독: 게임, 알코올, 도박, 니코틴, 약물 남용, 운동 과다 등

스트레스가 만드는 여러 전신질환들

스트레스가 장누수를 만든다

● 현대인들은 다양한 원인을 통해 스트레스를 받는다. 그런데 이러한 심리적, 감정적인 스트레스 외에 숨겨진 스트레스가 또 있다는 사실을 알고 있는가? 본인도 인지하지 못하는 사이에 일어나고 있는 스트레스 말이다. 그것은 바로 질병과 염증으로부터 오는 스트레스이다. 이러한 스트레스는 결국 전신질환을 불러오는 장누수를 유발한다.

"저는 모든 상황이 좋아요. 그래서 전혀 스트레스를 받지 않습니다."

때때로 병원을 찾아와 필자에게 이렇게 이야기하는 사람들 중에는 놀랍게도 이미 장누수가 생긴 경우가 많았다. 스스로 괜찮다고 생각하지만 각종 원인으로 인해 일어나고 있는 질병과 염증이 우리 몸에 숨겨진 스트레스로 작용하고 있기 때문이다. 이것은 우리가 체감하지 못하는 경우가 많기 때문에 오히려 더 큰 병을 만들어내기가 쉽다.

스트레스는 다양한 이유로 장누수를 만드는데, 급성 혹은 만성으로 스트레스에 노출된 경우 장-뇌 축의 변화가 생기면서 담적, 역류성식도염, 과민성장증후군 같은 위장질환, 음식 거부반응 등이 발생한다. 스트레스로 인한 장누수는 보통 두 가지로 일어나는데, 장벽의 타이트결합이 느슨해져서 독소가 새는 경우와 장벽 자체가 파괴되어 세균이 새는 경우이다. 질병과 염증으로부터 오는 스트레스는 이 두 가지를 모두 일으킨다.

그렇다면 우리가 심리적으로 받는 스트레스와 질병, 염증으로 인해 받는 숨겨진 스트레스는 어떤 과정을 통해 장누수를 일으키는지 한번 살펴보자.

・〔그림 28〕 코티졸로 인해 장누수가 일어나는 과정・

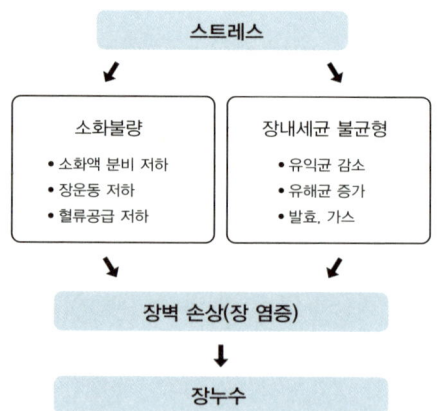

스트레스를 받으면 소화가 잘 안 되는 경험을 해본 적이 있을 것이다. 스트레스를 받으면 위운동이 더뎌지면서 위 속 음식물이 장으로 배출되는 시간을 지연시켜 위 안에서 세균이 과다 증식하기 때문에 그렇다. 음식물이 위와 소장에서 발효, 부패되면서 과증식된 세균이 장으로 내려가 염증을 일으키면 이것이 곧 장누수로 이어진다.

장 점막에 존재하는 면역세포는 스트레스 신호를 인지한 후 신경전달물질과 염증유발 사이토카인 등을 분비하면서 인체에 어떤 일이 일어나고 있다는 것을 알리는 전달자 역할을 한다. 면역세포는 인체 중 외부와 접촉하는 기관들인 위와 장, 피부, 호흡기 등에 존재하면서 1차 방어역할을 하는 면역세포 중 하나이다. 그런데 인체는 스트레스를 받으면 바로 면역세포를 자극한다. 이때 면역세포 내에 있는 히스타민, 프로스타글란딘, 세로토닌 등의 많은 화학물질들이 밖으로 쏟아지고 세포막의 지방대사가 일어나게 된다. 이로 인해 알레르기 반응과 염증 그리고 근육의 수축, 분비샘 증가 등 다양한 생리적 반응을 일으키면서 알레르기 반응이 나타나기도 하고 설사, 두통, 생리불순, 피부 트러블, 호흡 곤란 등이 발생한다. 이러한 증상들이 장에 염증을 유발하여 장신경이 민감해지면 복통을 일으키고 심각하면 장누수로 이어질 수 있다.

스트레스가 면역력을 떨어뜨린다

● 코로나19로 전 세계가 혼란에 빠졌다. 대처 방안도 없이 순식간에 인간의 삶 속을 침투한 바이러스는 삶의 많은 부분을 바꿔 놓았다. 이제 거리에는 마스크를 쓰지 않은 사람을 볼 수 없고, 대면이 아닌 비대면, 언컨택트의 시대가 열렸다. 그동안 영화로만 보거나 먼 미래로 예측했던 일들이 바로 눈앞에서 펼쳐지게 된 것이다.

초기에는 잠재된 이 바이러스가 누구에게 반응을 일으키는가에 대해 많은 관심이 집중되었다. 혹 감염이 되었다 하더라도 완치가 되는 사람이 있는 반면, 감염된 지 얼마 되지 않아 사망에 이른 경우도 있었다. 같은 환경 속에서도 감염이 되는 사람이 있는가 하면 위험 강도가 높은 곳에 노출되어도 감염이 되지 않는 경우도 있다. 왜 그런 걸까? 우리 인체가 갖는 면역력 수치가 각각 다르기 때문이다. 백신이 없다 하더라도 코로나를 이겨낼 수 있는 면역 체계가 잘 형성된 경우 바이러스에 감염이 되지 않고 몸이 이겨낼 수가 있게 된다. 그런 사람의 경우 또 다른 바이러스가 침투해도 건강하게 이겨낼 가능성이 높다.

즉 '건강하다'는 말은 '면역력이 높다'와도 같다. 그런데 인체가 스트레스를 받게 되면 누구에게나 공통적으로 일어나는 반응 중 하나가 면역력 저하다. 면역력이 떨어지면 감기에 쉽게 걸리고 암세포를

• [그림 29] 스트레스가 면역시스템을 붕괴시킨다 •

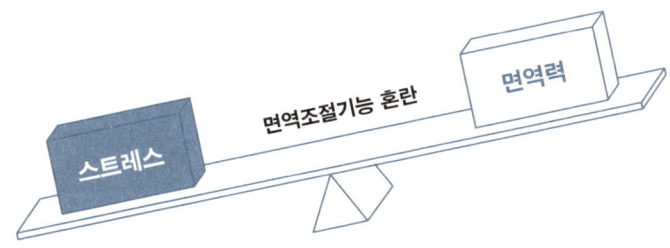

공격하는데도 취약하게 된다. 또 반복적이고 지속적으로 스트레스를 받아서 만성 스트레스가 되면 스트레스 조절기능이 파괴되고 몸의 면역시스템이 엉망이 되면서 크론병, 당뇨병, 류마티스관절염 등의 자가면역질환과 아토피, 비염, 천식 같은 알레르기질환 발생률이 높아진다.

스트레스를 받게 되면 면역력이 떨어지는 이유가 무엇일까? 그 요인은 스트레스 호르몬인 코티졸이 면역세포의 총사령관인 T 세포의 자살을 유도하여 면역세포 수의 급격한 감소를 유도하는 데 있다. 또 면역세포 간 메시지인 사이토카인의 전달을 차단하게 되면서 면역기능이 전반적으로 억제된다.

오하이오 의과대학 재니스 킬코트 글래스(Janice Kielcot-Glaser)는 외로움, 분리감 등과 같은 스트레스가 오래 지속되면 암이나 바이러스를 방어하는 면역세포인 자연살해세포의 활성이 감소하고 스트레스 때문에 면역세포의 수도 감소한다고 했다. 자연살해세포는 우리 몸에 암세포가 생길 때 이것을 찾아내고 처리하는 중요한 면역세포인데, 좀 더 쉽게 풀어쓰면 '자연적으로(Natural)' 암세포를 '살해하도록(Killer)' 사명을 받은 자연살해세포(NK cell)인 것이다. 이 세포는 정상세포와 암세포를 구분할 수 있는 특정 센서를 가지고 있고, 이 센서를 통해 암세포를 확인하게 되면 살해할 수 있는 면허를 부여받게 된다. 그런데 이 NK세포의 세포막에는 암세포를 식별할 수 있는 센서도 있지만 감정의 신호를 받아들이는 수많은 수용체도 있다. 화가 나고 짜증이 나며 불안하고 걱정이 많으면 그 감정은 코티졸과 같은 스트레스 호르몬을 만들게 되고, 코티졸은 감정의 분자로 작용하여 NK세포의 수용체에 그 감정의 신호를 전달하게 된다. 내가 느낀 감정이 단지 기분으로 끝나는 것이 아니라 면역세포들에게 신호를 전달하면서 면역기능을 향상시키거나 억제시키기도 하는 것이다.

스트레스를 잡지 않으면
월경불순, 불임, 생리통 등의 여성질환은 결코 잡을 수 없다

● 스트레스로 인해 가장 흔히 발생하는 것이 바로 여성질환이다. 스트레스를 받으면 월경주기가 불규칙해지고 발기부전이 되며 섹스에 흥미를 잃게 된다고 하는데 왜 그런 걸까? 스트레스가 발생하면 모든 생식기능이 억제되면서 생식호르몬 분비가 억제되기 때문이다.

에스트로겐 호르몬은 여성호르몬으로서 배란을 하게 만드는 중요한 호르몬이다. 그리고 프로게스테론은 착상을 돕는 역할을 하는 호르몬으로, 이 둘의 균형이 맞아야 정상적인 생리주기가 생겨나며 정상적인 임신을 할 수 있다. 에스트로겐이 우세하게 되면 생리통, 생리불순, 배란장애, 자궁내막증, 자궁근종, 유방암 등 다양한 여성질환들이 일어난다.

스트레스는 이 에스트로겐 우세증을 만드는 또 하나의 주범으로 작용한다. 스트레스가 빈번하게 발생되면 스트레스호르몬을 만들기 위해 성호르몬인 프로게스테론을 원료로 사용하기 때문에 상대적으로 프로게스테론은 줄어들고 에스트로겐이 우세한 상황을 만들게 된다. 장누수로 인한 전신성 염증도 자궁에 영향을 줘 자궁조직이 염증 상태일 경우도 있는데 이 염증이 자궁기능을 저하시켜 여성질환에 관여하기도 한다. 또한 스트레스는 성호르몬 분비를 억제시키기에 생리주기 사이클 어느 시점에 스트레스를 받느냐에 따라 해당 기능에 문제가 발생한다. 에스트로겐과 프로게스테론 두 호르몬은 원래 시기별로 생성되거나 억제되어야 하는데 각각 생성되어야 할 때 생성이 되지 못하면 문제가 생긴다. 이는 임신을 준비하는 시점에서 배란이 안 되고, 착상이 어렵거나 조기유산이 되는 현상으로 이어진다.

그리고 성호르몬은 다 사용하고 나면 분해되어 배출되어야 하는데, 그 일을 담당하는 것이 바로 '간'이다. 그런데 스트레스로 인해 간기능이 저하되어 있어 간이 성호르몬을 분해하지 못하면 배출되지 못한 호르몬이 몸 안을 돌아다니게 된다. 그 자체가 에스트로겐 우세증이 되어 역시 여성질환을 만들어내는 악순환이 된다.

질 좋은 수면을 방해하는 스트레스

● 잠을 충분히 못 자는 것도 스트레스이고 스트레스를 받으면 잠은 더 안 온다. 수면부족이나 저질의 수면은 스트레스 반응을 활성화하고 활성화된 스트레스 반응은 다시 수면부족이나 저질의 수면을 초래한다. 악순환이 이어지는 것이다.

낮에 우리가 활동하는 것은 각성 상태로 스트레스 관련 호르몬인 자극 호르몬을 분비하고 분해 대사가 우세하여 에너지를 소모하지만, 밤인 수면 상태에서는 수면 및 성장호르몬 등 치유 호르몬을 분비하여 세포 재생 및 복구가 신속하게 이루어져 신체의 보존, 회복, 성장 모드로 바뀐다. 우리 몸은 낮에 활동하면서 소진된 에너지를 재충전하고 기억을 강화시키며 손상된 신체와 두뇌를 청소하고 치유하는 시간이 반드시 필요하다. 에너지 재충전을 하는 서파수면(깊은 잠)이라는 숙면을 취해야 하는 이유다.

그러나 스트레스를 받게 되면 스트레스 호르몬이 공포, 불안, 각성 경로를 활성화시킨다. 잠을 잘 자지 못하는 사람들을 보면 교감신경 각성 수준이 높고, 혈중에는 스트레스 호르몬인 코티졸 수준도 높다는 사실을 연구를 통해 알 수 있다. 불면증의 75%는 스트레스가 원인인데, 스트레스는 수면의 질과 양을 모두 저하시킨다. 해소되지 않은 스트레스는 불면증을 유발하고, 누워 있어도 잠이 들지 못하고 밤을 지새우게 하며, 잠이 든다 하더라도 중간중간 자주 깨게 만든다. 이러한 수면장애 또한 스트레스로 작용하는데, 이로 인해 많은 현대인이 비만, 심혈관질환, 당뇨, 암 등 다른 합병증을 앓고 있다. 그래서 야근, 야간작업, 교대근무 하는 사람들은 심혈관질환, 소화기 질환, 면역력억제, 불임, 암(유방암, 전립선암) 등의 위험성이 높아지고, 시차장애를 겪는 항공사 승무원들은 기억이 관여하는 측두엽이 작아져서 기억장애를 유발할 수 있다.

대부분의 뇌질환은 스트레스에서 출발한다

● 스트레스 상태가 오래 지속되거나 만성화되면 스트레스는 우리 몸을 파괴하기 시작한다. 만성 스트레스에 적응하지 못할 경우 찾아오는 대표적인 증상이 우울증이다. 우울증 환자는 자기 자신과 생활환경, 미래에 대한 부정적인 생각을 많이 하게 되면서 행동의 양이 현저히 감소하고 매사에 소극적인 상태가 된다. 특히 삶 속에서 실패와 상실의 아픔을 경험할 때, 체력적으로 이겨낼 수 없는 건강 불균형 상태가 될 때, 뇌세포의 불균형적 이상(신경전달물질의 생화학적 이상을 가져옴)으로 나타난다. 한 조사에 따르면 큰 스트레스를 경험한 사람 가운데 3분의 2가 그달 안에 우울증에 빠질 가능성이 보통 사람보다 6배나 높다고 한다. 만성 스트레스가 심하면 뇌에서는 마음을 편안하게 하는 '3대 메신저'인 세로토닌, 노르아드레날린, 도파민이 제대로 분비되지 않거나 작용이 방해를 받게 된다고 한다.

우울증은 정확하게 원인이 밝혀지진 않았지만 위의 메신저 중 세로토닌과 노르아드레날린의 분비 저하로 일어난다는 게 많은 지지를 받고 있다. 최근에 발표된 자료를 보면 뇌에서 발생된 염증이 이런 메신저 분비에 불균형을 야기한다고 한다. 불안할 필요가 없는 상황에서도 불안해하거나 정도 이상으로 지나치게 불안해하는 경우를 불안장애라고 한다. 괜한 걱정이 많아 긴장된 상태가 계속되고, 이러한 긴장 상태 때문에 뒷목이 당기듯이 아픈 긴장성 두통, 손떨림, 땀이 많이 나는 등 교감신경 흥분성 증상들이 있는데 어지러움, 상복부 통증, 소화불량 등의 신체적 증상도 함께 나타나는 경우도 있다. 광장공포증, 강박장애, 공황장애, 외상 후 스트레스장애도 불안장애의 유형이라고 볼 수 있다.

또 장에서 발생된 장내세균 대사물들이 뇌로 전달되어 뇌질환에 관여하기도 한다. 장에서 유발된 염증이 뇌세포로 전달될 경우, 겉으로는 알 수 없지만 우리 몸이 느끼고 있는 숨겨진 스트레스로 인해 각종 만성질환으로 이어지기도 하는데, 뇌질환 역시 이에 포함된다. 우울증, 수면장애 등이 그 대표적인 예이다.

그 누구도 절대 알려주지 않는
아픈 몸의 진실을 파헤치다!

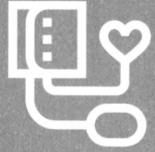

PART 3
아픈 몸을 회복하는 치유 전략 4가지

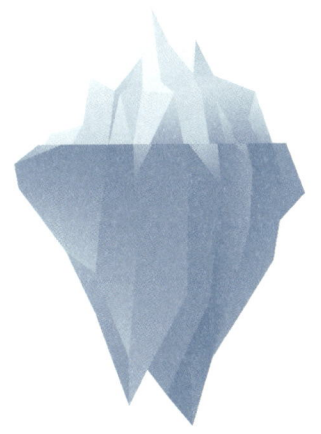

Chapter 1

눈에 보이지 않는 질병의 근본 원인 4가지를 치유해야 한다

● ● ●

몸이 아프다는 것은 여러 면에서 고통을 가져다준다. 처음엔 별것 아닌 듯했지만 곧 모든 일상에 불편함을 주고, 일에도 집중하지 못하게 만든다. 통증이나 불편한 증상이 지속될수록 '혹시 이거 큰병 아니야?' 하는 불안감이 엄습해온다. 그 불안감은 우리를 정신적으로 피폐하게 만들기도 한다. 또 병원에 가도 정확히 원인을 알 수 없거나, 증상을 치료했지만 얼마 후 같은 고통이 재발될 때 우리는 더욱 막연한 불안의 벽 앞에서 무너지기도 한다.

건강은 무엇과도 바꿀 수 없다고 한다. 돈이 아무리 많아도, 권력과 명예가 있어도 건강을 잃으면 무용지물이 된다. 코로나 사태 앞에서 우리는 그 사실을 더욱 뼈저리게 느낀다. 반대로 건강을 회복한 상태에서는 지금 조금 힘든 상황이라 하더라도 희망을 갖고 내일로 나아갈 수 있게 된다. 그래서 몸은 곧 정신이며, 몸과 정신을 따로 떼어놓고 생각할 수 없다.

우리 몸을 건강하게 지키기 위해 반드시 기억해야 할 것은 절대 몸이 보내는 작은 신호조차도 가볍게 여겨서는 안 된다는 점이다. 몸이 예전과 다르다고 느낀다면, 우리 몸의 자연치유력이 무너지기 시작했다는 신호이며, 이는 곧 질병으로 이어질 수 있다는 뜻과도 같다. 따라서 우리에게 어떤 건강의 적신호가 감지되었다면, 우리를 아프게 만드는 다양한 생활 속 원인들부터 점검해나가야 한다.

그래서 우리는 이번 장에서 우리의 몸을 아프지 않게 만드는, 혹은 이미 아픈 몸을 치유하기 위한 3가지 치유 전략에 대해 살펴볼 것이다. 즉 내 몸에 무엇을 넣는가, 내 몸이 무엇을 하는가, 내 몸이 무엇을 배출하는가이다. 이 3가지는 질병의 예방 전략이자 동시에 우리 몸의 자연치유력을 회복하는 길이기도 하다. 우리가 먹는 음식, 우리 몸으로 유입되는 다양한 물질들을 관리하고 올바른 식습관, 생활습관을 갖는 것은 건강을 위한 첫걸음이다. 또 스트레스 관리, 간

혈적 단식, 질 높은 수면, 운동 등을 통해 우리 몸이 건강을 위한 활동을 하는 것은 매우 중요하다. 여기에 대한 간단명료한 팁들을 설명하려고 한다. 마지막으로 우리의 몸은 건강을 유지하고 회복하기 위해 반드시 독소를 배출해야 한다. 다양한 방법을 통해 정기적으로 몸을 해독하는 일은 몸의 리셋을 위한 핵심이다. 필자는 한의원에서 오랫동안 해온 질병 치유의 첫 단계인 해독치료에 대해 구체적으로 설명하려고 한다.

그런데 이 모든 전략에 앞서 가장 먼저 짚고 넘어가야 할 것이 있다. 바로 우리 눈에는 보이지 않는 질병의 근본 원인이 존재한다는 사실이다. 앞에서 이야기한 소화, 건강한 장, 면역 균형, 해독, 스트레스 이 5가지는 우리의 몸이 '아프다'고 할 때 드러나는 증상이자 원인이다. 그리고 이 5가지는 서로 유기적으로 연결되어 건강의 악순환을 만들어낸다. 그런데 우리 몸이 질병의 상태에 있을 때 이 5가지를 치료하는 것만으로는 근원적 치료를 할 수 없다. 몸이 스스로 치유할 수 있는 상태, 즉 자연치유력을 회복한 상태가 되려면 이 5가지와 함께 눈에 보이지 않는 질병의 근본 원인 4가지의 치유를 반드시 병행해야 한다.

196페이지에 나오는 그림 30에서 보듯이 소화장애, 장누수, 면역

•〔그림 30〕질병의 원인•

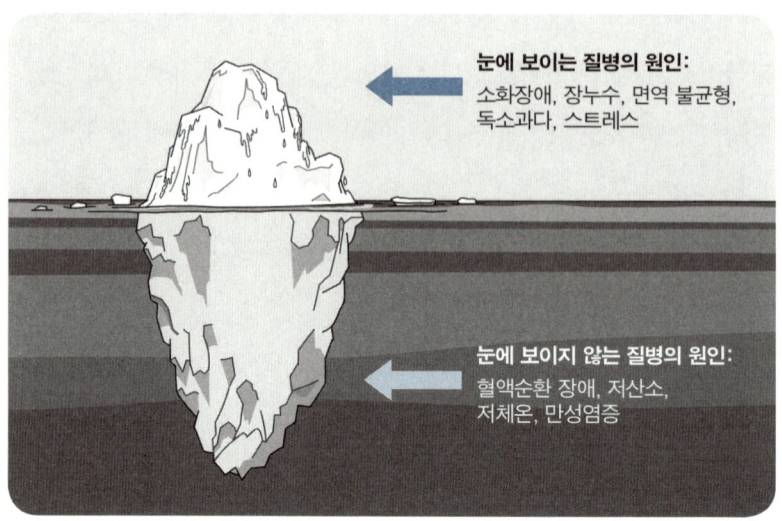

눈에 보이는 질병의 원인:
소화장애, 장누수, 면역 불균형, 독소과다, 스트레스

눈에 보이지 않는 질병의 원인:
혈액순환 장애, 저산소, 저체온, 만성염증

 불균형, 독소과다, 스트레스 이 5가지는 흔히 우리가 '아프다'고 할 때 눈에 보이는 증상들이다. 그런데 이때 우리 몸은 눈에 보이지 않는 4가지 상태에 놓인다고 볼 수 있다. 그것이 바로 혈액순환 장애, 저산소, 저체온, 만성염증이다.

 이 4가지 요소는 서로 유기적으로 연결되어 영향을 미치며 끝없는 악순환을 만들어낸다. 즉 혈액순환이 안 되면 곧 저산소와 저체온으로 이어지고, 저산소와 저체온은 만성염증을 만들어낸다. 만성염증은 침묵의 살인자로서 대부분의 만성질환의 원인으로 작용한

・〔그림 31〕 면역력 저하 및 불균형・

혈류 장애	저산소	저체온	만성 염증	→ 질병
영양, 필수 물질 공급 저하	에너지와 열 생산 저하	효소 기능 저하	호르몬 불균형, 신진대사 저하	자연치유력 손상

다. 이 4가지 요소는 서로 영향을 주면서 인체를 질병에 취약한 몸으로 만든다. 만약 이미 질병이 생긴 상태라면 이는 한 가지 요인이 아니라 이 4가지가 거의 동시에 일어난 상태라고 보아야 한다. 따라서 건강한 몸을 만들기 위해서는 우리 몸을 아프게 하는 근본 원인 5가지 근본 치료와 함께 이 4가지에 대한 치료가 병행되어야 한다.

우리는 크게 3가지 치료 전략에 앞서 이 4가지 눈에 보이지 않는 요소들이 우리 몸에 어떤 영향을 미치며, 또 서로 어떻게 유기적으로 작용하는지 살펴볼 것이다. 그리고 이 4가지를 치유하는 방법에는 무엇이 있는지 간단히 살펴볼 것이다. 기억하자. 눈에 보이지 않는 질병의 근본 원인 4가지는 우리 몸을 건강하게 만들기 위한 근원 치유의 핵심이라는 사실을 말이다.

혈액순환 장애

"손발이 너무 차요."

"평소보다 더 피곤하고 끝도 없이 무기력해져요."

"얼마 전에 생긴 상처가 도통 아물지 않네요."

"주로 앉아서 일을 많이 하는데, 얼마 안 가서 다리가 저리고 통증이 있어요."

이 모든 증상은 우리 몸의 혈액순환이 원활하지 않다는 신호이다. 초기 신호를 놓치지 말고 근본 원인을 찾아 치료를 서둘러야 하는 이유다.

혈액순환에 이상이 생기면 우리 몸은 여러 가지 신호를 보내온다. 먼저 혈액이 인체 곳곳에 제대로 전달되지 않으면 인체의 장기들이 제대로 일을 할 수 없게 되면서 무기력해진다. 또 손발 끝에 있는 말초신경에 혈액이 가지 않으면 저리거나 붓는 증상이 나타난다. 혈액의 약 70%는 하체에 집중되어 있는데, 이곳에 혈액순환 장애가 일어나면 혈관이 압력으로 인해 확장됨으로써 울퉁불퉁하게 튀어나오거나 늘어나는 하지정맥류가 발생한다. 이를 방치하면 변색 및 괴사로까지 이어질 수 있다. 기억력 감퇴 역시 주요 증상 중 하나이다. 심하면 고지혈증, 고혈압과 같은 심혈관계 질환 및 인지 기능장애, 사지의 마비감 등이 발생할 수도 있기 때문에 증상이 발견되면 서둘러 원인을 찾아 근본 치료를 시작해야 한다.

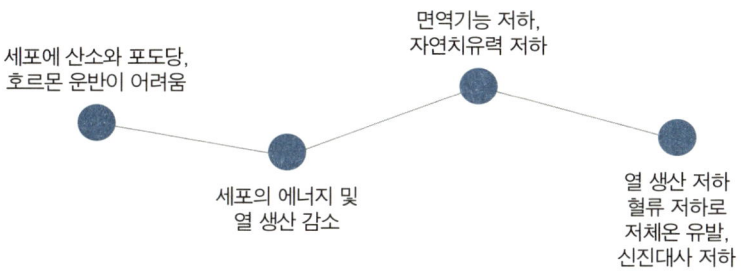

・〔그림 32〕 혈액순환 장애가 생기면?・

　혈액순환이란 심장에서 나온 혈액이 동맥과 모세혈관, 정맥을 거쳐 다시 심장으로 되돌아오는 과정을 일컫는 말이다. 우리 몸속에는 혈관이 없는 곳이 없다. 혈액은 이 혈관을 통해 인체 내 곳곳을 돌아다니며 60조 세포에 산소와 필요한 영양분을 전달한다. 이때 혈액순환이 원활하면 산소와 영양분도 풍부하게 공급됨으로써 백혈구의 활동이 활발해진다. 이로써 면역력이 높아지고, 여러 세균과 바이러스로부터 우리 몸을 지켜준다. 반면에 혈액순환이 원활하지 않으면 산소와 영양분이 각 장기에 제대로 공급되지 않아 신체 기능이 저하된다. 세포에 산소와 포도당, 호르몬 운반이 어려워져 세포의 에너지 및 열 생산이 감소된다. 우리 몸은 저체온, 저산소 상태가 되면 면역력이 떨어짐으로써 자연치유력이 손상되고 여러 질병이 시작된다. 혈액순환 장애가 심각한 경우 산소 공급이 매우 중요한 장기인 뇌와 심장은 큰 손상을 유발할 수도 있다. 또 혈류가 원활하지 않아 혈액이 오염되면 이는 곧 혈액의 산성화로 이어진다. 2장에서 이야기했듯 혈액의 산성화는 각종 심각한 질병으로 이어진다.

현대인들의 오랜 좌식생활, 빈번한 스트레스, 위산 분비 저하를 부르는 서구화된 식습관 등에 의한 소화장애, 이로 인한 산성화는 만성 통증, 만성 피로, 신진대사 저하, 심혈관 질환, 암 등의 각종 혈관 질환들로 이어진다. 원활한 혈액순환을 위해서는 걷기, 달리기, 등산 등 생활 속에서 가볍게 시작해볼 수 있는 운동부터 규칙적으로 해나가는 것이 좋다. 또 매일 반신욕을 하면 큰 도움이 된다. 콜레스테롤을 낮춰주는 식이도 권장하는 부분이다.

혈액순환이 잘 되고 혈액이 깨끗한 몸을 만드는 것은 우리 몸을 건강하게 회복하기 위해 반드시 병행되어야 할 근원적 치료라는 점을 잊어선 안 된다.

저산소

사람은 살아가면서 매 순간 숨을 쉰다. 숨을 쉴 때 몸 안으로 들어온 산소는 탄수화물과 지방을 태워 에너지를 만든다. 놀랍게도 영양소와 물은 단 10%, 산소가 전체 90%의 에너지를 만들어낸다. 또한 음식이나 물 없이는 일정 기간 생존할 수 있지만 산소가 뇌에 공급되지 않으면 우리가 죽기까지는 3분밖에 걸리지 않는다.

산소운반은 적혈구와 혈장을 통해 이루어진다. 적혈구를 통해 운반되는 것만으로도 충분히 제 역할을 할 수 있다. 그러나 스트레스나 음식물(당)로 인해 적혈구가 죽거나, 혈액이 오염되고 끈적끈적해지면 그만큼 산소 공급이 되지 못하므로 산소가 부족해진다. 따라서 산소의 최종 목적지인 미토콘드리아로 산소가 가지 못함으로써 미토콘드리아의 기능이 떨어지고, 이때 우리 몸의 에너지 생산이 부족해지면서 통증 물질인 젖산이 늘어나기 때문에 근육통과 피곤함을 느끼게 된다. 에너지를 만들어내지 못하면 저체온까지 오게 된다. 그래서 저체온과 저산소를 같은 현상으로 보는 것이다.

세포에서 산소가 부족하다는 신호를 보내면 혈관이 만들어지고, 각종 성장인자가 활성화된다. 이는 악성 세포의 성장과 변이를 불러온다. 대표적인 현상이 암의 신생 혈관 형성이다. 이 심각한 상황을

• [그림 33] 저산소증 •

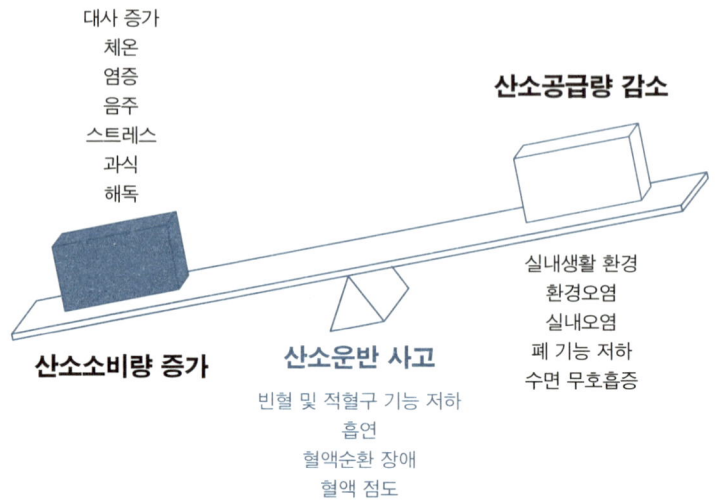

더욱 부채질하는 것이 바로 저산소증이다. 앞서 얘기한 혈액순환 장애도 산소 부족이 가장 흔한 원인이다. 그 외의 원인으로는 코골이, 빈혈, 흡연으로 인해 산소운반에 문제가 발생했거나 세포에서의 산소 이용능력에 이상이 생기는 경우이다.

현재 전 세계를 전염병의 공포로 몰아넣고 있는 코로나19 환자에게서도 이 저산소증이 나타난다. 몸에서 산소를 서서히 빼앗기고 있는 것을 모르다가 훨씬 심각한 증상으로 빠져들어 '침묵성 저산소증'이라고도 불린다. 코로나19 환자에게서 나타나는 과잉 염증반응,

일명 '사이토카인 폭풍'은 온몸이 염증 상태인 화염에 휩싸이게 만들고 인체의 대사를 엉망으로 만드는데, 이 역시 저산소 상태가 하나의 원인으로 작용한다. 혈중 산소 포화도가 90% 미만이면 비정상적인 것으로 간주되는데, 코로나19의 확진 판정을 받은 많은 환자들은 혈중 산소 포화도가 급격히 떨어진 상태를 보였다. 게다가 폐렴의 징후가 나타나는 등 호흡하는 것에 매우 힘들어했다. 산소 부족은 심장, 신장, 뇌와 같은 장기들의 손상을 불러온다. 코로나19 확진자 중 쇠약해진 고령층과 기존에 질병을 앓고 있던 사람들에게서 사망률이 높았던 이유가 이것이다.

인간의 몸은 산소 의존적이다. 세포들이 정상적으로 일을 하고 대사를 개선하고 회복을 가속화시키고 면역력을 유지하는 데 있어 우리 몸 안의 산소량은 매우 중요하다. 전기가 각종 전자제품들을 작동시키는 것처럼 우리 몸에 산소를 원활하게 공급해주어야 인체 내 각 장기들이 제 기능을 할 수 있는 것이다. 코로나 치료에 산소 공급이 필수적인 이유도 그 때문이다.

그렇다면 우리 몸에 산소가 부족하다는 신호는 어떻게 알 수 있을까?

인체는 불안한 감정을 신호로 보내는 것을 시작으로, 에너지 생산

능력이 저하되면서 신진대사에 이상을 유발시켜 무기력, 만성피로, 기억력 감퇴, 위장장애, 소화불량, 세균감염, 면역력 저하, 노폐물 축적 등 암을 비롯한 각종 질병을 불러일으킨다. 부분적으로 산소 부족을 느끼는 세포들이 작은 경보 신호를 보내고, 시간이 지남에 따라 점점 더 우리 몸은 전체적으로 느끼는 질병으로 전환된다. 사람들은 잦은 감기나 염증 및 피로들이 산소결핍을 호소하는 세포들의 신호라는 것을 알아차리지 못한다.

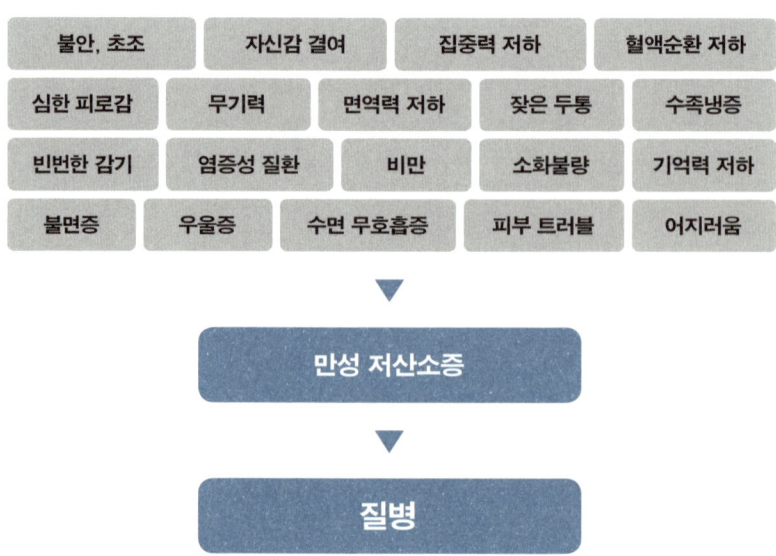

• (그림 34) 산소가 부족하다는 내 몸의 신호 •

필자의 병원에는 위와 같은 증상을 앓고 있는 사람들이 많이 찾아온다. 혹은 이미 이러한 신호들을 무시한 채 몸을 방치해두어 만성 저산소증 상태에서 질병으로 이어진 경우가 대부분이었다. 이때 증상 치료와 함께 고압산소를 통한 산소 공급 치료에 반드시 들어간다. 자연치유력을 회복하는 일은 조직과 세포에 적절한 산소를 공급해주지 않고는 절대 일어나지 않는다. 이것은 산소가 부족하면 질병과 손상이 치유되지 않는다는 뜻과도 같다.

저체온

　"체온이 1도만 떨어져도 우리 몸의 면역력은 36% 정도 감소하고 신진대사는 12%, 신진대사에 관여하는 효소의 능력은 50% 정도 감소한다."

　현대인의 60%가 35.5~36도의 저체온이라는 통계가 발표되었다. 찬 음료, 냉방 등 환경적 부분이 저체온을 만들기도 하지만 혈류저하와 저산소가 저체온을 만드는 경우가 훨씬 많다. 암 발생도 이런 몸 상태가 오래 지속되면서 나타나는 것이다. 보통 치료를 할 때 저체온 부분을 간과하는 경우가 많은데, 이는 근원 치료를 어렵게 만든다.

저체온이 지속되면?

- 대사 저하
- 소화불량
- 독소 생성
- 면역력 저하
- 효소 기능 저하
- 혈액순환 저하
- 몸의 산성화
- 암/당뇨 유발

    저체온은 주로 추운 외부 환경에 노출되어 발생하지만 노화에 따른 생리적인 변화, 약물, 알코올 중독증, 당뇨, 뇌 외상, 뇌졸중, 저혈당증, 갑상선기능 저하증 등으로부터 오기도 한다. 또 스트레스, 저산소, 혈액순환 저하, 운동부족 등의 활동 저하, 차가운 생활습관 선호, 수면장애, 독소과다, 영양결핍 등을 통해서도 온다.

    체온이 35.5도 이하일 경우 보통 냉증이라고 한다. 이때는 각종 세균과 바이러스에 취약해지면서 감기나 독감에 잘 걸린다. 또 체온이 떨어지면 손발이 차고 저린 고통스러운 증상과 기혈 순환을 나쁘게 하는 각종 질병이 생긴다. 저체온이 되면 대사가 저하되고 소화에 어려움이 생긴다. 저체온 자체가 혈액순환을 어렵게 만들어 몸을 산성화로 만들고, 노폐물과 독소 축적을 유발하기도 한다. 또 면역력을 떨어뜨리고 몸의 각종 효소의 기능을 저하시킨다. 결국 암, 당뇨 등의 질병이 유발되면서 건강 악순환의 고리가 만들어진다. 따라서 산소와 영양공급을 잘하기 위해서는 저체온증을 잘 치료해주어야 한다. 체온이 낮아져 장의 활동이 저하되면 칸디다균이 과다 증식하는 기폭제 역할을 한다. 칸디다균은 모든 사람의 몸에 어느 정도는 존재하는 미생물인데, 이게 소량일 때는 인체에 큰 영향을 주지 않지만 과다 증식하게 되면 인체에 엄청난 악영향을 끼친다. 간세포를 파괴시켜 간 기능을 저하시키고, 장누수를 통해 생식기 쪽으로 이동할 경우 자궁 쪽에 염증을 일으키면서 질염, 방광염, 불임 등 각종 여성질환의 원인이 된다. 또 칸디다균이 뇌 쪽으로 가면 뇌 기능을 저하시키면서 다양한 뇌질환을 유발시킨다.

통계를 보면 우리나라 50대들의 질병 발생률이 높은데, 그 이유가 저체온에 있는 경우가 많다. 동맥경화 등의 혈액순환 장애는 저체온으로 이어져 질병을 유발하고, 스트레스로 인한 저체온도 질병을 유발한다. 혈액이 끈적거리는 증상을 가진 환자들의 대부분이 저체온증 상태에 있다고 보면 된다. 질병 치료에 있어서 정상 체온으로 바

> **TIP 체온이 올라가면?**
>
> - 면역력 증가(5배 이상)
> - 신진대사 증가(12%)
> - 체내 효소작용 촉진
> - 뼈 튼튼
> - 위장운동 활발(변비 해소)
> - 기억력 및 인지기능 향상, 치매 예방
> - 자율신경 조절, 뇌 시상하부 활성
> - 내장지방 감소

로잡아주는 것은 기본이 되어야 한다.

"암에 걸리지 않으려면 항상 몸을 따뜻하게 하라."는 말이 있다. 체온이 유지된다는 것은 혈류가 개선된다는 것이고, 혈류가 개선되면 몸의 효소작용이 활발해져 세포 기능이 정상화된다. 뇌 시상하부, 뇌하수체 균형을 통해 자율신경과 호르몬이 균형을 이루고 면역기능이 원활해지면 우리 몸은 건강한 상태로 회복이 가능하다. 체온을 올리면 에너지 생산량이 늘어나며 기초대사량 또한 증가한다. 기초대사량이 높은 사람은 많이 먹어도 살이 찌지 않는다. 여성은 남성에 비해 근육량이 적은 편인데 냉증을 개선하고 싶다면 근육을 키우는 것도 효과적이다. 또 체온이 올라가면 면역력이 5배 이상 증가하고 체내 효소작용도 촉진된다. 위장의 운동이 활발해지고 두뇌 활동도 좋아져 기억력, 인지기능이 향상되고 치매가 예방된다.

체온을 높이기 위해서는 평소 몸을 따뜻하게 하는 생활습관을 들이고, 체온을 낮추는 식습관을 피하는 것이 가장 중요하다. 평소 스트레스, 약물, 알코올 등에 노출되지 않도록 주의하고 꾸준한 운동을 통해 저체온으로 떨어지지 않게 한다. 그래서 필자는 원내에 체온면역온열요법을 통해 복합 온열 치료를 병행해오고 있다. 기름진 음식이나 고탄수화물, 식후 과일, 과음, 차가운 음식 등 잘못된 식이와 수면부족, 스트레스 같은 나쁜 생활습관은 혈액을 끈적끈적하게 만들어 몸속 노폐물의 배출을 방해한다. 그렇게 되면 혈액오염, 혈액순환 저하, 냉증 등을 일으킨다. 현대인들에게 체온면역온열요법이 필요한 이유다. 체온면역온열요법을 통해 체온을 상승시켜 혈액순환을 원활하게 만들면, 면역력이 높아짐으로써 인체에 침입한 병원균에 대한 저항력이 강해진다. 또한 독소 및 노폐물을 체외로 원활하게 배출시켜주고, 심신을 이완시켜 스트레스에 대한 저항력도 높여준다.

> **TIP** 체온면역온열요법의 치료 효과
>
> - 혈액순환
> - 혈액정화
> - 심신 이완
> - 냉증 개선
> - 신진대사 촉진
> - 에너지 생성 촉진
> - 세포 기능 회복
> - 자연치유력 회복

만성염증

우리 몸이 질병 상태라는 것은 곧 우리 몸이 만성염증 상태에 있다는 말과 같다. 염증은 인체 건강에 필수적인 존재로 인체에 유익하게 작용하기도 하지만, 오랜 시간 염증 상태가 지속되면 만성염증으로 변해 침묵의 살인자가 된다. 이 염증 관리가 질병의 근원 치료가 될 수 있기에 염증을 유발하는 원인을 제거하는 것이 중요하다. 질병을 치료하고 건강한 몸을 갖고 싶다면 우리가 먹는 음식에서부터 독소, 스트레스 등 염증을 유발하는 원인을 찾아 관리해주어야 한다.

염증은 몸 안의 불씨와 같다. 이 불씨를 가장 많이 일으키는 곳이 바로 장이다. 여기에 장누수가 더해지면 장에서 발생한 불씨는 몸 안으로 들어가서 혈류를 따라 인체 모든 곳으로 갈 수 있다. 그 불씨가 특정 장기에 정착하여 불똥으로 튀면 조직과 장기들을 화염에 휩싸이게 되면서 각종 질병으로 변한다. 췌장으로 튀면 당뇨로, 혈관으로 튀면 심혈관질환으로, 뇌로 튀면 뇌질환으로, 자궁으로 튀면 여성질환으로, 갑상선으로 튀면 갑상선질환으로 나타난다. 변비는 장뿐 아니라 혈관, 나아가 인체 모든 곳에 불씨를 튀게 하는 주범이 된다. 각 해당 장기로 불똥이 튈 때 그에 따른 질병들이 나타나게 되는 것

・〔그림 35〕 질병의 불씨, 만성염증・

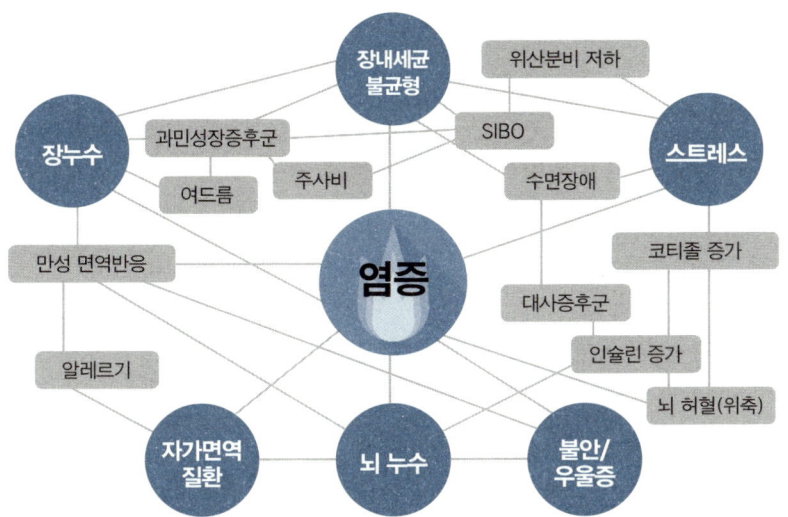

이다. 즉 근원 치료를 한다는 것은 불씨를 만든 원인을 제거하는 것과 같다.

만성염증은 우리 몸을 질병 상태로 만드는 혈액순환 장애, 저산소, 저체온과 매우 유기적으로 작용한다. 해외 학술자료들을 보면 몸 안의 산소 결핍이 만성염증을 만든다는 내용이 자주 등장한다. 실제로 몸 안의 산소량이 충분하면 염증반응은 없어지지만, 부족한 경우

염증은 만성염증으로 변하게 되고 통증도 나타나게 된다. 예를 들어 장과 자궁은 지속적으로 오래된 세포와 새로운 세포의 교체로 인해 염증에 취약한 장기이다. 불임, 유산 등은 자궁이 염증에 쉽게 노출되기 때문에 발생한다. 산후우울증 또한 출산 후 자궁의 염증 제거가 잘 이루어지지 않을 경우 발생한다. 우울증 역시 만성염증으로 인해 발생한다.

 염증은 우리 몸의 건강을 위해 반드시 일어나야 할 증상이다. 염증을 통해 감염이나 전염성 자극에 대한 반응을 감지할 수 있기 때문이다. 만약 염증이 일어나지 않을 경우 우리가 어떤 감염이 일어났는지 알 수가 없다. 따라서 급성염증은 우리 몸에 꼭 필요하다. 그러나 이것이 장기화되어 만성염증으로 이어지면 암을 비롯한 각종 만성질환에 관여하는 악성 염증으로 발전된다. 이 염증들은 세포의 수용체 기능을 저하시켜 호르몬 불균형과 전신질환을 유발한다.

 따라서 염증은 무엇보다 '관리'가 중요하다. 평소 염증을 덜 유발하는 식이를 추구하고 급성염증이 만성염증으로 되지 않도록 관리해야 한다. 정기적인 해독과 독소가 쌓이지 않는 식습관, 생활습관이 그 방법이 될 것이다.

 우리는 우리 몸의 자연치유력 회복을 위한 3가지 치유 전략에 앞

• [그림 36] 염증을 알면 건강이 보인다! •

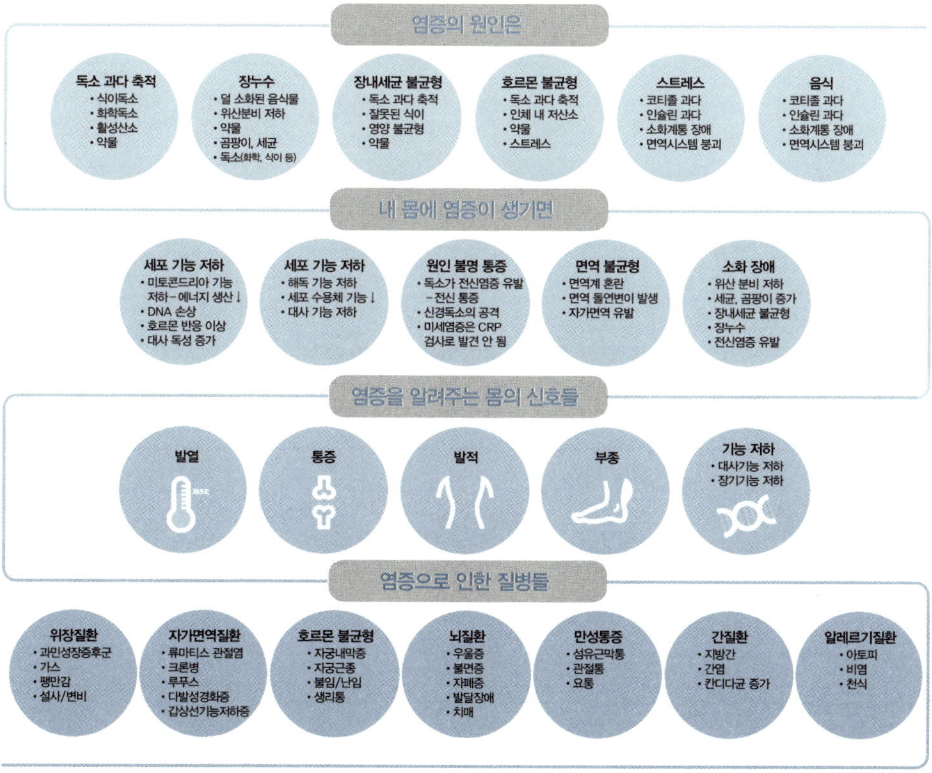

염증의 원인은

독소 과다 축적
- 식이독소
- 화학독소
- 활성산소
- 약물

장누수
- 덜 소화된 음식물
- 위산분비 저하
- 약물
- 곰팡이, 세균
- 독소(화학, 식이 등)

장내세균 불균형
- 독소 과다 축적
- 잘못된 식이
- 영양 불균형
- 약물

호르몬 불균형
- 독소 과다 축적
- 인체 내 저산소
- 약물
- 스트레스

스트레스
- 코티졸 과다
- 인슐린 과다
- 소화계통 장애
- 면역시스템 붕괴

음식
- 코티졸 과다
- 인슐린 과다
- 소화계통 장애
- 면역시스템 붕괴

내 몸에 염증이 생기면

세포 기능 저하
- 미토콘드리아 기능 저하-에너지 생산 ↓
- DNA 손상
- 호르몬 반응 이상
- 대사 독성 증가

세포 기능 저하
- 해독 기능 저하
- 세포 수용체 기능 ↓
- 대사 기능 저하

원인 불명 통증
- 독소가 전신염증 유발 - 전신 통증
- 신경독소의 공격
- 미세염증은 CRP 검사로 발견 안 됨

면역 불균형
- 면역계 혼란
- 면역 돌연변이 발생
- 자가면역 유발

소화 장애
- 위산 분비 저하
- 세균, 곰팡이 증가
- 장내세균 불균형
- 장누수
- 전신염증 유발

염증을 알려주는 몸의 신호들

- 발열
- 통증
- 발적
- 부종
- 기능 저하
  - 대사기능 저하
  - 장기기능 저하

염증으로 인한 질병들

위장질환
- 과민성장증후군
- 가스
- 팽만감
- 설사/변비

자가면역질환
- 류마티스 관절염
- 크론병
- 루푸스
- 다발성경화증
- 갑상선기능저하증

호르몬 불균형
- 자궁내막증
- 자궁근종
- 불임/난임
- 생리통

뇌질환
- 우울증
- 불면증
- 자폐증
- 발달장애
- 치매

만성통증
- 섬유근막통
- 관절통
- 요통

간질환
- 지방간
- 간염
- 칸디다균 증가

알레르기질환
- 아토피
- 비염
- 천식

서 근원 치료를 위한 4가지 요소들을 살펴보았다. 혈액순환 장애, 저산소, 저체온, 만성염증은 아무리 좋은 약을 먹고 장기적으로 치료를 해도 결코 몸이 온전히 회복할 수 없게 만드는 방해 요소가 된다. 따라서 우리 몸을 아프게 만드는 악순환의 고리를 확실하게 끊고 싶다면 소화장애, 장누수, 면역 불균형, 독소과다, 스트레스를 치료하는 동시에 눈에 보이지 않는 혈액순환 장애, 만성염증, 저산소, 저체온 치료에 들어가야 한다. 이 9가지는 늘 유기적으로 연결되어 우리 몸을 아프게 한다.

• 〔그림 37〕 염증을 유발하는 음식과 음식 성분 •

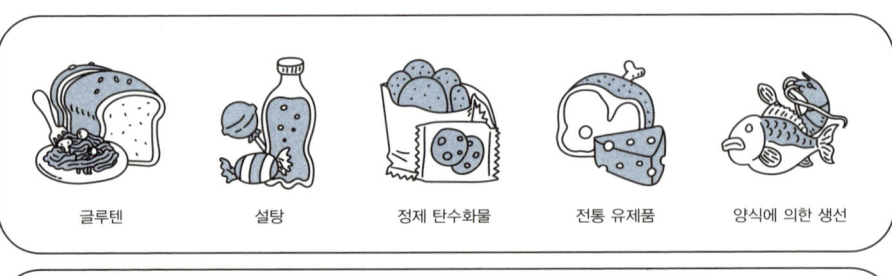

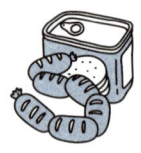	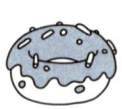		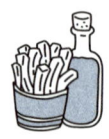	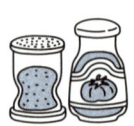
가공에 의한 육류 제품들	트렌스지방으로 만든 제품들	음식첨가물과 방부제	불포화지방산 오메가6 과다 섭취	인공감미료

• 〔그림 38〕 염증은 우리 몸에 어떤 영향을 미치는가? •

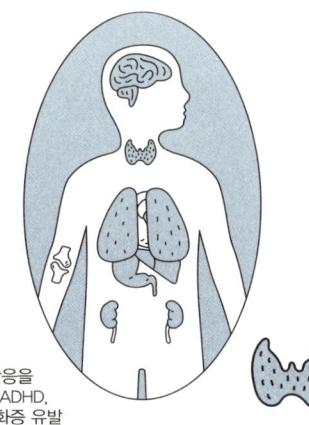

뇌
염증 유발물질이 염증반응을
일으켜 우울증, 불면증, ADHD,
치매, 파킨슨, 다발성경화증 유발

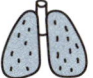
갑상선
자가면역 반응의 결과로
갑상선수용체 수가 감소하고
갑상선호르몬 기능을 저하시킴

심혈관
심장과 혈관벽 염증이
심장질환과 뇌졸증,
고혈당(당뇨), 빈혈 등 유발

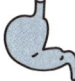
폐
염증이 기도에 자가면역반응을
유도하여 천식 유발

근육
염증유발물질이 근육통과
근육쇠약 유발

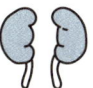
위장
만성염증이 위장벽을 손상시켜
역유성식도염, 위염, 과민성장증후군,
크론병 등 유발

뼈
염증이 인체 자연치유력을
저하시켜 골절 빈도가 증가하고
골다공증 위험성 커짐

콩팥
염증유발물질이 신장으로 가는
혈류를 저하시켜 부종, 고혈압,
신장염 및 신장기능을 저하시킴

피부
만성염증이 간과 신장을 손상시켜
발진, 피부염, 습진, 여드름, 건선,
주름, 잔주름 등 유발

간
염증 축적이 지방간을 유발하고
몸에 독소축적을 가중시킴

잊지 말자. 우리 몸에서 어떤 증상이 나타나고 있다면 그것은 결코 그 한 가지만의 문제가 아니라는 것을. 따라서 치료 또한 몸의 자연치유력 사이클을 회복하는 근본 치료에 접근할 때에야 비로소 스스로 위험 요소들에 맞서 싸우는 건강한 몸이 될 것이다.

Chapter 2
치유 전략 첫 번째,
내 몸에 무엇을 넣는가

• • •

"잘 먹고, 잘 자고, 잘 배출하고 잘 웃는 사람이 건강하다."는 말이 있다. 잘 먹고 잘 자고 잘 배출하는 사람은 신진대사가 활발하고 소화장애가 없다는 뜻이 된다. 잘 웃는다는 것은 정신이 건강하든 뜻과 같다. 몸이 아픈 사람은 결코 웃을 수 없다. 건강한 몸과 건강한 정신을 통해 우리는 비로소 행복한 삶을 영위할 수 있다.

우리는 먹지 않고 살아갈 수 없다. 따라서 우리 몸을 건강하게 만들기 위해 가장 중요한 것이 바로 '잘 먹는 것'이다. 우리가 먹는 것이 곧 우리의 몸을 이룬다. 우리가 습관적으로 먹는 모든 것들이 우리 몸에서는 정직한 반응으로 일어난다. 따라서 우리가 지금 아프다면 평소 무엇을 먹고, 어떻게 먹는가 하는 것을 살펴보면 그 답을 쉽게 알 수 있다. '잘 먹으면 건강하다'는 뜻은 '잘못 먹으면 아프다'는 말과도 같다. 따라서 이번 장에서는 '내 몸에 무엇을 넣는가'라는 주제로 치유 전략을 이야기하려고 한다. 우리 몸에 스스로 선택하여 넣을 수 있는 것 중에는 음식, 영양, 산소가 있다. 필자는 나를 찾아오는 모든 이들에게 건강을 위해 스스로 할 수 있는 가장 중요한 처방으로 '올바른 식이'를 권한다. 무너진 몸을 회복하고 건강한 몸을 유지하기 위해 꼭 먹어야 할 것과, 반드시 먹지 말아야 할 것을 가리는 것은 무척 중요하다. 다음으로 영양은 우리 몸이 원하고 꼭 필요로 하는 영양소를 공급해줌으로써 미세하게 결핍되어 있는 부분들을 채우는 작업이다. 이 역시 치료에 있어선 빠져선 안 될 중요한 부분이다. 마지막으로 '산소 공급'은 일상을 통해 충분히 산소를 공급해주어야만 우리 몸은 건강을 유지할 수 있다. 만약 산소가 결핍될 경우 몸의 시스템이 무너지면서 각 질병이 발생하므로 고압 산소 요법으로 산소를 공급해줄 수 있는 환경을 마련해야 한다.

    그러면 지금부터 치료를 위해 우리 몸에 넣어야 할 것들이 무엇인지와 그 이유에 대해 살펴보도록 하자.

가장 쉬운 건강 지킴이, 올바른 식이

자연치유력을 회복하는 데 있어 처음부터 끝까지 가장 신경 써야 할 부분은 바로 '식습관'이다. 현대인은 서구화된 식생활과 일상이 되어버린 외식문화, 편리하다는 이유로 자주 찾게 되는 패스트푸드와 가공식품으로 인해 건강에 많은 문제가 생기고 있다. 음식과 건강이 밀접한 관계라는 것은 누구나 알고 있을 정도로 중요한 사실이다. 그러나 우리의 입맛은 이미 '잘못된 입맛'이 되어버렸다. 입으로 들어가는 그 순간만을 위해 사용되는 설탕과 소금, 그리고 향신료들. 거기에 혀의 감각까지 마비시키는 감미료와 방부제로 인해 우리는 건강에 좋은 음식만을 먹겠다는 결심과 다짐을 지키지 못한다.

하지만 질병의 치료에 있어 스스로 할 수 있는 가장 중요하면서도 당장 할 수 있는 손쉬운 방법은 바로 '식이'를 변화시키는 것이다. 음식만 바꾸어도 우리의 몸이 확연히 달라지는 것을 느낄 수 있다. 무엇보다 우리 몸의 면역력을 좌우하는 '장' 건강을 지키기 위한 좋은 영양 계획을 짜는 것은 매우 중요하다. 본브로스, 코코넛오일, 사과식초산, 생강, 강황, 발효음식과 발효음료 등의 식이는 장 건강을 지키고 무너진 장을 복구하는 좋은 식이다.

TIP 장 복구에 필요한 영양소

1. 비타민 A: 생선, 간, 갑각류에 풍부 – 장벽건강 유지와 항체생산(sIgA) 면역력 증진
2. 비타민 D: 생선, 간, 버섯에 풍부 – 면역조절 및 균형
3. 아연: 굴, 육류, 가금류에 풍부 – 면역시스템 기능 향상, 소화기능 향상
4. DHA and EPA(long-chain omega-3 fatty acids): 생선, 갑각류, 해조류에 풍부 – 항염증기능
5. 중쇄포화지방산(MCTs): 코코넛 오일, 팜 오일에 풍부 – 장벽복구, 장세포 에너지원, 항미생물 작용
6. 글리신(Glycine): 본브로스와 육류에 풍부한 아미노산 – 장 타이트결합 복구
7. 글루타민(Glutamine): 생선, 가금류, 육류에 풍부한 아미노산 – 손상된 장벽복구, TLR 기능 향상(장 미생물 인지)
8. 트립토판: 갑각류, 가금류, 생선에 풍부한 아미노산 – 면역기능과 신경전달물질 생산 조절
9. 코엔자임 Q10(CoQ10): 지방산, 육류에 풍부 – 항산화 기능 증진
10. 수용성 식이섬유: 뿌리채소, 과일, 십자화과 야채에 풍부 – 장내세균 조절, 장벽기능 강화, 장운동 늦춤(설사에 도움)
11. 불용성 식이섬유: 셀러리, 십자화과 야채, 녹색 잎 야채에 풍부 – 장내세균 조절, 장벽기능 강화, 장운동 촉진(변비에 좋음)
12. 플라보노이드(Flavonoids): 베리류, 십자화과, 녹색 잎 야채에 풍부 – 항산화 기능, 항염증 기능

최근까지도 많은 사람들의 관심을 받고 있는 케톤 식이도 항염증 식이로서는 매우 탁월하다. 비타민 D, 멀티 비타민제 등을 통해 영양을 공급하는 동시에 간헐적 단식, 유산균 섭취, 질 높은 수면, 규칙적 운동, 음식민감성 피하기, 스트레스 관리 등을 통해 식이를 관리함으로써 건강을 유지할 수 있다.

단, 질병을 치료하는 식이에 정답은 없다고 본다. 사람마다 대사 과정과 효소분비 여부가 다르기 때문에 자기에게 맞는 식이 원칙을 찾는 것이 좋다. 개인이 찾기에는 어려운 점이 많기에 전문가의 도움을 받거나, 아니면 필자가 보기에 제일 무난한 식이요법인 팔레오 식이와 저포드맵 식이를 추천한다.

장 건강을 지켜주는 팔레오 식이로 바꿔라

● 팔레오 식이란 장벽을 자극하고 염증을 유발하는 식이는 배제하고, 주로 항염증·항산화 효소가 풍부한 음식을 섭취하는 것을 말한다. 먼저, 팔레오 식이는 다음 10가지 원칙을 따라야 한다.

1. 인간이 만든 가공식품보다 자연이 주는 음식을 선택하라.

현대인들은 가공식품에 길들여져 있다. 각종 가공, 정제식품과 인공감미료, 조미료, 방부제, 살충제, 제초제, 호르몬, 항생제 등은 가급적 먹지 않는다. 대신 자연 그대로인 음식을 섭취한다.

2. 우리 몸을 치유하는 좋은 지방을 섭취하라.

식물성 오일(대표적으로 식용유)에 함유된 오메가6는 염증을 유발하기 때문에 이것이 함유된 음식 섭취를 줄이고, 지방을 태우고 뇌 기능과 에너지 수준을 향상시키는 건강한 지방, 즉 오메가3를 섭취한다. 오메가3는 흔히 고등어, 연어 등의 생선기름이나 견과류, 들기름, 아마씨유, 방목해서 키운 육류 등에 많이 들어 있다. 기 버터, 코코넛 밀크, 코코넛 오일, 아보카도 오일, 올리브 오일, 계란 등도 좋은 지방에 해당된다.

3. 정제 설탕(액상과당) 섭취를 줄여라.

대부분의 가공식품에는 설탕, 액상과당이 들어 있다. 설탕을 줄여 인슐린 수치를 낮추고, 당분 높은 과일을 최소화해야 한다. 옥수수과당, 정제설탕, 시럽 등에서 얻는 단맛을 버리고 자연에서 얻은 꿀로 대체하는 게 좋다.

4. 질 좋은 방목 목초 고기를 먹어라.

가둬진 채 사료를 먹고 자란 육류는 염증을 유발하고 질병에 걸리기 쉽다. 이런 동물들은 심장질환, 암, 만성통증, 비만에 걸리기 쉽다. 반면 자유롭게 방목해 키운 육류는 먹는 사람을 건강하게 만든다. 이렇게 키운 육류는 오메가3을 포함해 건강한 단백질과 지방을 제공한다.

・〔그림 39〕 식품에 들어 있는 당분함유량(각설탕 개수로 표현)・

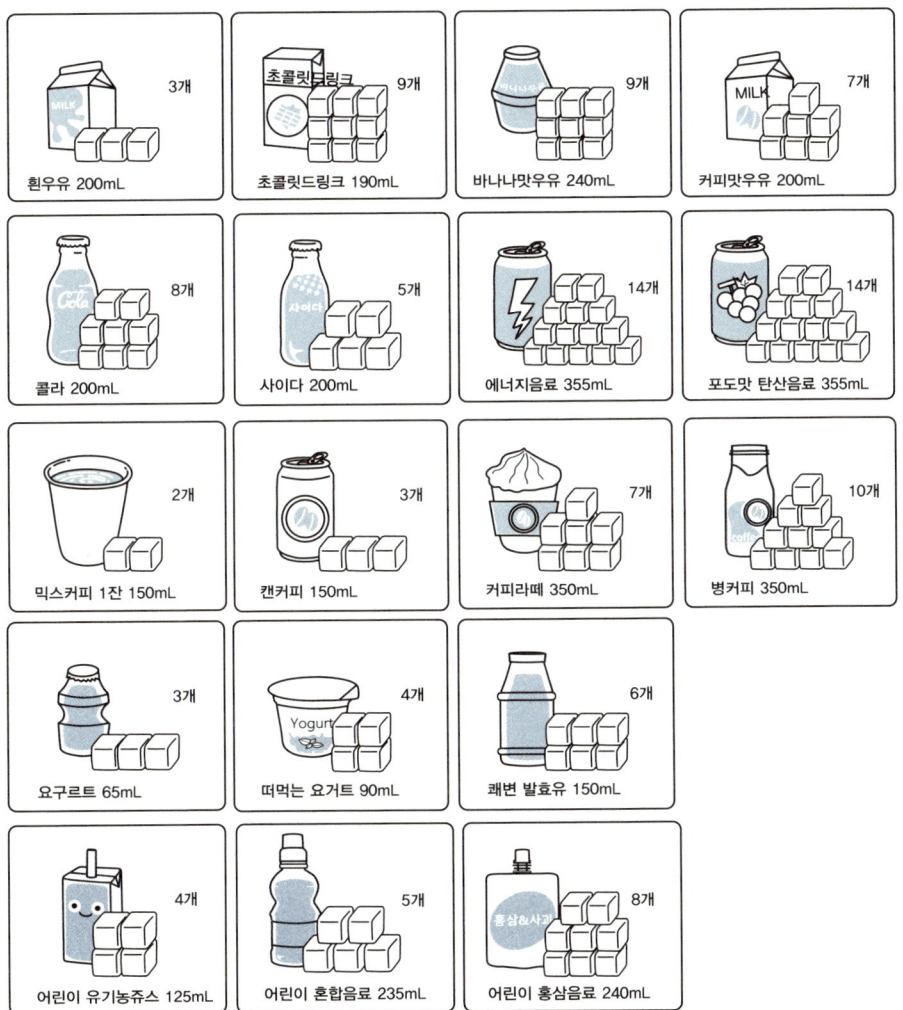

5. 가능하면 발효식품과 발효음료를 섭취하라.

　발효음료에는 프로바이오틱스, 효소, 유기산 등이 풍부해 건강한 장을 만들어준다. 생치즈, 목초를 먹고 자란 동물로부터 생산된 요거트, 버터 등의 유제품이 좋으며, 김치, 피클 등 발효된 여러 종류의 채소 많이 섭취하면 좋다. 발효음료에는 코코넛 주스, 홍차, 사과식초산, 레몬수 등이 있다.

6. (오염되지 않은) 바다에서 나는 것 중 나쁜 것은 없다.

　생선에는 건강한 동물성 단백질이 육류보다 훨씬 풍부하다. 생선 기름에는 불포화지방산이 풍부해 혈액순환이 개선되는 효과를 볼 수 있다. 단, 양식어류는 가급적 피하며, 수은과 중금속에 중독되었을 수 있으므로 대형 어종은 피해야 한다.

7. 식물성이라는 이름표에 속지 마라.

　콩기름, 옥수수유, 캐놀라유 등 불포화지방산이 많은 식물성 오일은 먹지 않는다. 단, 압착 공법으로 짜낸 엑스트라버진 올리브 오일은 추천한다. 그러나 열을 가하면 변성이 된다는 점에 유의하자. 열을 가하는 요리에는 기버터와 아마씨유를 소량 사용하면 좋다.

8. 오염되지 않은 동물의 내장과 부산물에 숨은 미량영양소에 주목하라.

목초 먹고 자란 동물의 간, 골수, 뇌, 피 같은 고기의 부산물에는 미량영양소와 불포화지방산이 풍부하다.

9. 탄수화물도 섭취하라. 단, 곡물을 피하라.

탄수화물도 섭취하되 밀, 보리, 호밀 등의 곡물(녹말)은 줄이는 게 좋다. 쌀은 평상시 먹던 양에서 50%로 줄여 먹고, 식이섬유를 주로 섭취한다. 말린 과일은 당분은 높고 포만감이 적어 조금만 먹는 것이 좋다.

10. 달걀은 OK! 우유는 NO!

달걀 등의 알류는 인류의 단백질 보충원이 되어왔다. 달걀은 유정란을 선택하되 달걀 알레르기가 있다면 피하는 게 좋다. 우유는 가능한 한 피하되 발효유인 케피어 등은 괜찮다.

팔레오 식이는 장누수, 역류성식도염 치료에 큰 효과가 있다. 다음은 팔레오 식이를 할 때 반드시 피해야 할 음식들이다.

반드시 피해야 할 것들

1. 밀가루, 글루텐, 곡물, 유제품 등 장을 자극하고 소화하기 힘든 음식은 피하라.
   - 3개월 동안 모든 곡류와 콩류 섭취 중단하기

2. 모든 설탕과 가공식품, 유제품을 버려라.
   - 단, 장 친화적인 유제품은 제외(방목해서 키운 소에서 만들어낸 자연 치즈는 괜찮다)

3. 모든 알코올을 끊어라.
   - 한 달 동안 알코올을 끊되 장이 약한 사람은 맥주는 평생 안 먹는 게 좋다. 먹더라도 글루텐 프리 맥주, 레드와인을 마시고, 꼭 술을 마셔야 한다면 유산균을 충분히 섭취

4. 약물을 피하라.
   - 진통소염제 계통의 약, 항생제 과다, 제산제 등을 피하고, 불가피하게 먹어야 한다면 유산균을 충분히 보충하면서 먹어야 한다.

5. 장이 회복될 때까지 모닝커피를 피하라.
   - 커피는 장벽을 자극하기 때문에 공복에는 피하고, 한방차, 허브차 마시기

6. 식물성 오일을 피하라.
   - 오메가6 과다 섭취 시 염증이 생기므로 식물성 오일은 오메가3와 1:1의 비율로 균형 있게 섭취

7. 영양소를 매우 적게 공급하는 음식을 피하라.
   - 장을 자극하는 가공식, 염증을 유발하는 정제된 음식 등

8. 염증을 유발하는 음식을 피하라.
   - 식품첨가물, 식물성 오일, 설탕(액상과당) 줄이기

9. 알레르기 유발 음식을 피하라.
   - 각종 알레르기를 유발하는 음식은 가급적 삼가

그 누구도
당신이 아픈 진짜 이유를
말해주지 않는다

SIBO(소장 내 세균과다증식)를 잡아주는 저포드맵 식이

- '포드맵(FODMAP)'이란 식이 탄수화물의 일종으로, 장에서 잘 흡수되지 않고 남아서 발효되는 올리고당, 이당류, 단당류, 폴리올을 의미한다. 특히 SIBO(소장 내 세균과다증식)인 경우에는 더욱 필수적이다.

저(低)포드맵 식이는 위에 열거한 6가지의 섭취를 줄이는 것을 의미한다. 저포드맵 식이를 하게 되면 먼저 장운동에 변화가 생기고, 대장 세균에 의해 빠르게 발효되면서 많은 양의 가스를 만드는 포드

· [그림 40] 포드맵 식이란? ·

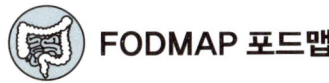

FODMAP 포드맵

F	Fermentable	발효당
O	Oligosaccharide	올리고당
D	Disaccharides	이당류
M	Monosaccharides	단당류
A	And	
P	Polyols	당알코올

맵 성분을 차단시킬 수 있다. 또한 SIBO, 과민성장증후군 치료에 큰 효과가 있다. 조금 더 쉽게 표로 설명하면 저포드맵 식이에 적합한 음식과 피해야 할 음식을 다음과 같이 정리할 수 있다.

• 〔그림 41〕 저포드맵 식이에 적합한 음식 vs. 피해야 할 음식 •

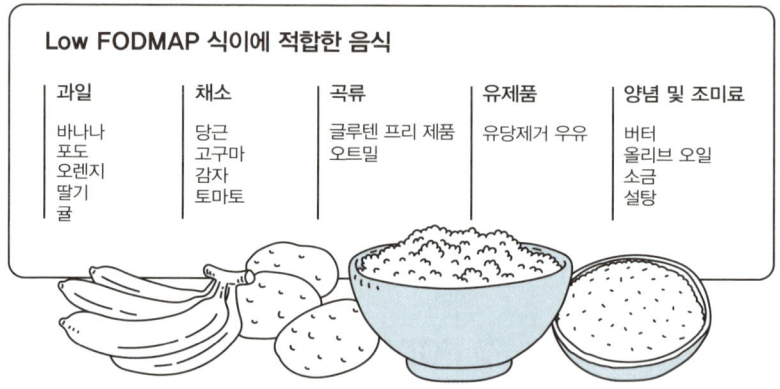

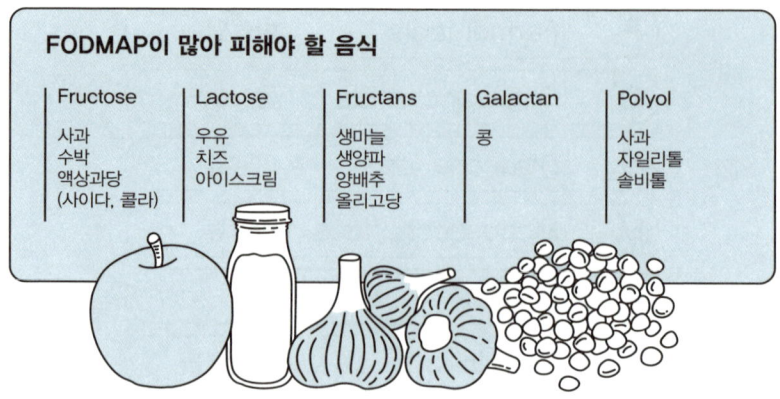

질 높은 영양관리, 맞춤 영양소 공급

각 개인의 인체 환경에 따라 맞춤 영양을 공급하는 영양 치료는, 과거에는 질병 환자들에게만 적용되었다면 이제는 일반인들에게도 확산되어 각종 증상 치료뿐 아니라 질병으로부터 몸을 예방하는 데에도 많이 사용되고 있다.

사람이 생명을 유지하는 데에 필요한 에너지를 만들어내기 위해서는 영양소가 필요하다. 비타민, 미네랄 등의 영양소는 생명 유지를 위해 반드시 필요한 물질일 뿐 아니라 질병과의 연관성도 상당히 높다. 앞에서 말한 올바른 식이를 통해 평소 건강을 잘 유지해야 한다면, 충분한 영양소의 원활한 공급은 우리 인체를 질 높은 건강상태를 유지하는 데 도움을 주고, 만약 질병이 있는 상태라면 근원적 치료의 효율을 높여준다.

맞춤 영양은 환자 또는 개인에게 필요한 영양 성분을 모아 공급하고 부족한 부분뿐 아니라 과잉에 대한 부분도 포함해 조절해줌으로써 미세영양소의 불균형을 맞춰준다. 산업혁명 이후 곡류를 중심으로 한 식생활이 일반화되면서 곡류의 도정으로 인한 비타민과 미네랄 소실이 문제가 되어왔다. 또 현대인들에게 소화장애가 증가하면서 이것이 영양흡수 저하로 이어질 뿐 아니라 각종 스트레스를 통해 영양결핍이 유발되어왔다. 먹는 것뿐 아니라 각종 환경독소를 통해 인체가 독소 상태가 되면 이 또한 영양소 결핍으로 이어진다.

　최적의 건강상태를 유지하기 위해 우리에게 필요한 영양소의 섭취량은 사람마다 다르다. 따라서 일일 권장량이 아니라 건강 혜택을 제공할 수 있는 양을 설정하고, 영양소들을 잘 조합하여 최적의 용량을 보충할 때 치료의 효과는 극대화된다. 세포 영양의 경우 모든 영양소를 최적 용량으로 세포에게 공급하면 세포가 이를 알아서 취사선택할 수 있다.

각 질병에 따라 필요한 영양소는 무엇일까

　● 염증에 좋은 오메가3, 항산화제, 아연, 비타민 D, 베버린 등이 있다. 항산화제로는 글루타치온, 비타민 C와 E , 코엔자임Q10, 알파리포산, 파이토케미칼, 장에 좋은 영양소로는 유산균, 본브로스(사골국물), 코코넛오일, 강황, 생강, 사과식초산, 발효식품과 음료, L-글루타민 등이 있고 자가면역질환인 경우 비타민 D, 아연, 글루타치온, 오메가3, 유산균이 좋다.

　만성피로의 영양 치료를 위해서는 마그네슘, 비타민 D, 비타민 C, 철, 오메가3, 아연, 비타민 B군, 비타민 B12를 섭취한다. 가렵고 습진, 두드러기, 발진, 여드름, 건선 및 피부질환이 있는 경우 비타민 D, 비타민 A, 기버터, 오메가3, 아연, 글루타치온(간 해독), 유산균을 통해 영양을 공급해주고 코코넛오일을 피부에 발라주면 좋다.

모든 증상에 빠지지 않는 유산균은 다양한 효능을 지닌다. 우울증과 불안에 효과적이고, 미네랄 흡수를 도와준다. 뇌 인지기능을 높여주고, 자폐증, 정신질환 등에 효과적이다. 최근 '날씬해지는 유산균'과 관련된 제품이 많이 나오고 있는데 실제로 장 건강을 도와 체중을 줄여 비만에 효과적이다. 또 유산균은 인슐린민감성을 높여 당뇨에 도움을 주고, 혈압을 낮추는 데 도움을 준다. 대사증후군과 심혈관질환에 효과적이며 면역력을 높인다. 필자의 책《아픈 사람의 99%는 장누수다》에서도 여러 차례 언급했지만 장내세균의 균형을 맞추고 장누수를 치료하는 데에도 유산균은 매우 효과적이다. 이 외에도 유산균은 구내염, 점막염, 자가면역질환, 알레르기질환, 간질환, 유당불내증, 히스타민불내증에 효과적이며 여드름, 두드러기 등 피부질환에 좋다. 어느 정도의 해독기능을 담당하며, 장의 독소와 발암물질 생성을 줄인다. 통증과 피로를 줄여주고, 불임에도 효과적이다(남성·여성기능 강화). 자궁내막증과 자궁근종 등에 좋으며 암을 예방하고 암과 싸운다.

오메가3 역시 반드시 공급해줘야 할 영양소다. 우리 몸의 염증을 줄이며 우울증, 불안과 싸우고 염증과 스트레스호르몬을 조절하여 수면을 유도한다. 빛 감지 수용체를 조절하여 눈 건강에도 탁월하다. 우리 몸의 면역시스템을 강화하고, 임신 시 태아의 뇌 건강을 향상시킨다(특히 DHA). 또 잘 알려진 대로 뼈와 관절 건강에 좋으며(염증조절, 칼슘항상성과 조골세포 조절), 심장건강, 두뇌의 기능을 향상시킨다.

눈 떨림, 근육경련 등의 증상을 호소할 때 우리는 마그네슘 처방을 받게 된다. 인체의 300여 대사 이상에 관여하는 중요한 영양소인 마그네슘 또한 다양한 효과를 지닌다. 먼저, 우리 몸의 혈당을 조절하고 최적의 혈액순환 상태를 유지하도록 돕는다. 세포에너지를 생산하고 신경 시스템을 안정시킨다. 뇌의 염증을 완화하여 우울증을 완화시킨다. 뼈 골밀도 증가시키고, 근육을 이완하여 통증을 완화하며, 중금속을 해독한다. 이러한 마그네슘이 결핍되면 인지기능이 저하되고 두통과 만성 편두통이 일어난다. 변비가 생기고 피로하며 불면증에 시달린다. 근육통, 경련이 일어나고 만성통증, 섬유근육통이 발생한다. 부정맥, 기분조절 장애, 행동장애가 일어나기도 한다.

현대인들의 90%가 비타민 D 결핍증을 앓고 있다. 비타민 D는 비타민이라기보다는 호르몬이다. 비타민 D의 칼시트리올은 인체에서 아주 강력한 호르몬으로, 1,000개 이상의 유전자를 조절한다. 비타민D 수용체는 중추신경계와 해마를 포함한 뇌 주요 기관에 존재하며 뇌의 효소들을 활성화/불활성화 시킨다. 또 비타민 D는 글루타치온 생성을 촉진시키고, 염증을 줄이고 면역 균형을 조절한다.

비타민 B12도 매우 중요하다. 비타민 B12가 결핍되면 에너지가 저하되어 피로하고, 우울증, 불안, 짜증 등이 일어나며 기분조절 장애가 생긴다. 여성의 경우 불임이 올 수 있고 기억력 저하로 인해 알츠하이머, 치매로 이어지기도 한다. 어린이의 경우 학습장애가 올 수 있다. 우울증, 불안뿐 아니라 청각과 시각 문제, 자가면역질환, 심혈관질환, 암의 발생에도 관여한다. 비타민 B12는 지방과 단백질을 대사하고, 엽산과 메티오닌 대사에 중요한 영향을 미치며 신경기능을 향상시킨다. 적혈구 생산에 필수적이며, DNA 재생에 필수적 역할을 한다.

산소가 충만한 몸 만들기

산소는 생명 유지에 매우 중요하다. 산소는 우리 몸이 에너지를 생성하고, 지방과 탄수화물을 대사하며, 음식을 소화하고, 인체를 해독하고, 박테리아와 바이러스 등을 박멸하는 데 도움을 준다. 그러나 의사들은 순수한 산소가 우리 몸의 자연치유 과정을 향상시키고 질병의 영향을 받는 영역에서 새로운 혈관의 성장을 촉진시킬 수 있다는 사실을 발견하지 못했다. 하지만 요즘에는 일부 병원에서 당뇨병성 발 궤양, 만성 상처, 뼈 감염, 화상, 방사선 손상, 일산화탄소 중독 등과 같은 상태의 환자를 치료하기 위해 고압 산소 요법을 사용하고 있다.

건강한 몸에는 왜 산소가 중요할까?

● 인체가 제대로 일을 하기 위해서는 내 몸 안의 산소량이 중요하다. 산소는 자연치유력의 핵심이다. 우리 개개인의 산소 사용량(생활에서의 활동량)은 다르지만 산소를 마시는 양은 모두 같다. 월급으로 비유를 해보자. 매달 같은 금액이 들어오는 월급쟁이에게 갑자기 큰 지출을 해야 하는 상황이 왔다. 그렇다면 모자란 돈을 어디선가 동원해야 한다. 산소는 월급처럼 체내에 한정된 자원이다. 그런데 질병에 걸리게 되면 갑자기 에너지가 많이 소모하게 된다. 그렇게 되면 그만큼 다른 쪽(산소가 필요한)이 부실해지는 것이다. 우리 몸은 언제나 산소(=에너지)를 활용하는 데 있어 우선순위를 정해서 쓴다. 따라서 중요도에 따라 산소를 사용하다 보면 결국 산소를 받지 못하는 곳도 생기는 것이다. 또 흡연을 하는 사람이나 운동량이

턱없이 부족한 경우 그렇지 않은 사람에 비해 체내 산소량이 적을 수밖에 없다. 그런 경우 인위적인 방법을 통해서라도 산소를 공급해주어야 질병 확률을 낮출 수 있다.

스트레스는 산소의 급격한 소모를 불러일으킬 뿐만 아니라 다른 영양소까지 쏟아붓도록 만든다. 즉 스트레스를 많이 받으면 몸은 평소보다 더 심하게 에너지를 만들어내게 된다. 그렇게 되면 산소를 우선순위에 따라 사용하게 되면서 다른 신체 부위들(심장, 뇌, 폐, 팔다리 근육을 제외한 다른 곳들)은 산소가 억제되어 저산소 상태에 놓인다. 그리고 이것이 만성화가 되면 질병(생식, 면역, 피부 등)으로 이어지게 되는 것이다. 이 경우 신체를 많이 움직여서(등산 운동) 체내에 산소를 풍부하게 만드는 것도 한 방법이다. 또 전문적인 방법인 고압산소 치료를 통해 산소를 공급할 수도 있다.

만약 인체의 장기에 산소 공급이 어려워지면 어떻게 될까? 해당 장기를 구성하는 세포들은 기능 저하를 시작으로 염증을 유발하고, 시간이 지남에 따라 질병이 하나둘 나타나기 시작할 것이다. 그렇다면 산소가 부족하다는 내 몸의 신호는 어떻게 알 수 있을까? 다음의 증상을 살펴보자.

TIP 산소 결핍 증상

- 독소 축적
- 어지러움
- 우울증
- 근육통
- 소화불량
- 간기능 저하
- 기관지 문제
- 만성피로
- 혈액순환 문제
- 비이성적 행동
- 산성 체질
- 집중력 저하
- 기억력 저하
- 빈번한 감기
- 면역력 저하
- 부종
- 인지기능 저하
- 알레르기
- 만성통증
- 만성염증
- 비만
- 수족냉증
- 피부 트러블

모든 심각한 질병 상태를 보면 산소가 부족한 상태로 발견된다. 인체 조직의 저산소 상태는 질병의 확실한 지시자로 저산소증은 만성질환의 근본 원인이라고 말할 수 있다. 내 몸에 전신성 염증과 독소가 많이 축적되어 있다면 산소가 부족하여 나타난 결과로 봐야 하며, 이때 우리는 산소 결핍 증상을 참고하여 내 몸의 산소량에 관심을 가져야 한다.

만일 내가 가진 질병이 제대로 치료가 되지 않는다고 느낀다면 내 몸의 산소량을 체크해보고 산소 치료를 받아볼 필요가 있다. 자연치유의 핵심은 몸 안의 산소량이 얼마나 있느냐에 달려 있다. 즉 내 몸 안에 충분한 산소가 있느냐 없느냐에 따라 치료 여부가 결정된다는 것이다. 그런데 안타까운 것은 많은 사람들이 이런 부분을 인지하지 못한다. 이는 의학 교과서에 나온 내용 이외에는 신경을 쓰지 않기 때문이다. 의학 교제에는 산소에 대해 기본적인 개념 정도만을 다루고 확장해서는 다루지 않는다. 오히려 산소적인 부분을 강조하는 건 대체의학, 기능의학 분야이다. 이런 분야에서는 산소 부족을 질병의 전 단계로 본다. 사실 저산소는 이미 질병 단계에 들어선 상태라고 볼 수 있다.

산소 치료는 어떻게 할 수 있을까?

● 산소 치료란 간헐적으로, 단기간에, 고용량의 산소를 마시는 것을 말한다. 자연치유는 조직과 세포에서 적절한 산소 수준 없이는 일어나지 않는다. 한 마디로 내 몸의 산소량이 자연치유력을 결정한다.

고압산소 치료는 다양한 불편한 증상과 질병 치유에 사용된다. 인체 60조 세포의 생존, 성장, 재생, 복구 그리고 세포기능 강화에 반드시 산소가 필요하다. 혈액 속에 항체들이 많으면 많을수록 자가면역이 일어나서 알레르기들이 활성화되는 문제가 일어난다. 이때 고압산소에 들어가게 되면 이 항체들이 줄어든다. 고압산소를 통해 인체에 산소를(15~22배) 추가적으로 공급해주면, 이 산소가 혈액 속으로 녹아 들어가 염증, 성장인자 촉진, 활성산소 제거, 조직재생 복구 등 인체의 유전자 8,101개를 조절하고 에너지대사, 해독 등 5,600여 개의 대사를 조절한다. 이처럼 고압산소는 인체 본연의 자연치유력을 끌어올려 질병을 치유하고, 특히 자가면역질환이나 알레르기질환에 큰 효과를 보인다.

・〔그림 42〕 고압산소로 질병 치유하기・

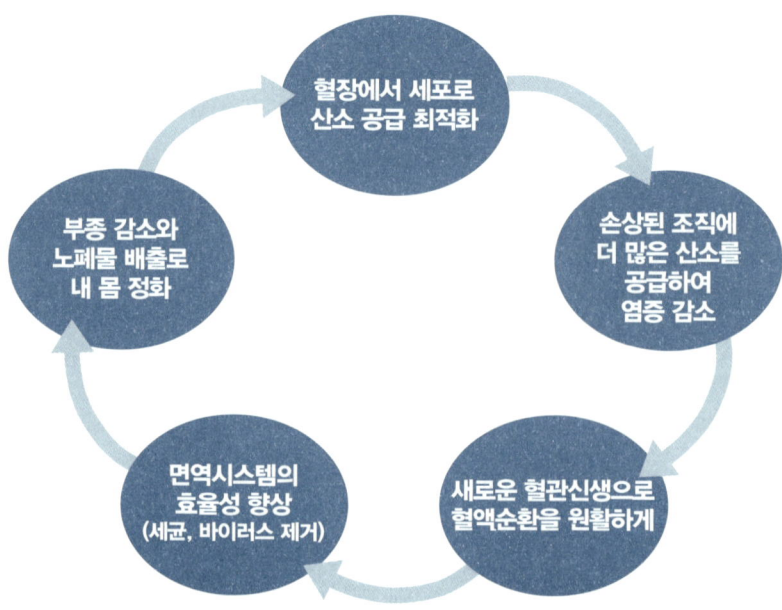

또 혈액순환 장애 시 고압산소를 통해 치료해주면 세포와 조직의 산소 부족을 해결해줌으로써 백혈구 생성을 촉진하여 바이러스, 세균, 곰팡이, 기생충 등을 살균시키고 면역력을 높여준다. 또 부종을 제거해주고 염증을 줄이며 냉증을 개선해줌은 물론 혈관을 새롭게 만들어준다. 이 외에도 만성 통증, 만성 요통을 완화시켜주고 알츠하이머 치매 등의 뇌질환 치료에도 도움이 된다. 암 치료 시 고압산소를 병행하면 방사선 치료의 감수성을 높여 치료 효율을 높이고, 부작용으로 발생되는 정상세포 손상을 방지한다. 원인을 알 수 없는 많은 질환들은 그 밑바탕에 염증과 독소 축적, 혈액순환 장애가 있는데 이 3가지 모두 고압산소 치료가 큰 도움이 된다.

고압산소 치료의 효과

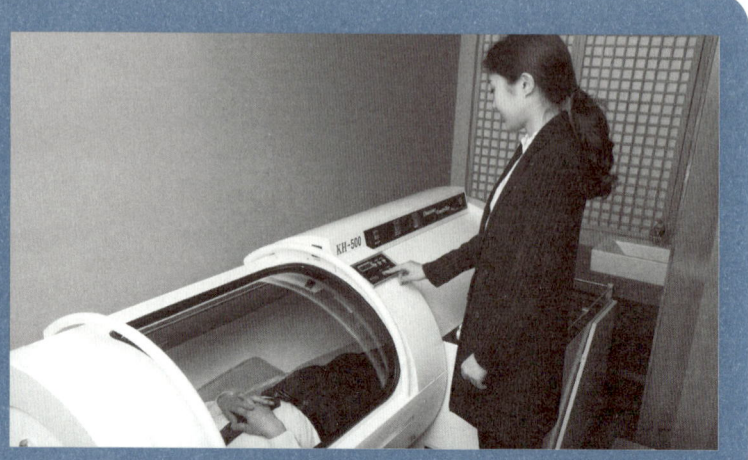

1. 줄기세포 성장인자가 증가한다.
2. 부종을 현저하게 줄여준다.
3. 염증 진행을 억제시킨다.
4. 콜라겐 합성을 증진시킨다.
5. 흉터조직 재건을 지원한다.
6. 새로운 혈관성장(혈관신생)을 강화시킨다.
7. 조직에서의 산소량을 증가시킨다.
8. 상처 주변에 산소공급량을 증가시킨다.
9. 새로운 모세혈관 생성을 자극한다.
10. 압궤손상 'grey area'의 조직 생존율을 향상시킨다.
11. 골아세포와 파골세포의 생산을 늘리고 활성화시킨다.
12. 빠른 회복을 위해 뼈 재생을 향상시킨다.
13. 감염 예방을 도와준다.
14. 백혈구 생산을 증가시킨다.
15. 백혈구 능력을 강화시킨다(살균, 잔해 처리).
16. 항생제 효과를 강화시킨다.
17. 항균효과를 강화시킨다.
18. 항산화효소 생성을 촉진시킨다.

그 누구도
당신이 아픈 진짜 이유를
말해주지 않는다

Chapter 3

치유 전략 두 번째,
내 몸이 무엇을 해야 하는가

● ● ●

우리 몸을 건강하게 만들기 위한 두 번째 전략은 '내 몸이 무엇을 하게 하는가'이다. 작심삼일이 가장 잘 적용되는 부분이 바로 이 단계가 아닐까 싶다. 그러나 습관은 21일, 즉 3주면 우리의 일상으로 자리를 잡고 6개월이 되면 우리의 운명을 바꾼다. 건강은 우리가 매일 반복하는 작은 습관에 의해 좌우될 수 있다는 뜻이다.

그래서 이번 장에서는 우리가 건강을 위해 할 수 있는 것들에 대해 살펴보려고 한다. 그 대표적인 것이 바로 스트레스 관리, 적절한 운동, 수면이다. 이러한 행위는 몸의 체온을 올리고 충분한 산소를 공급하며 독소를 잘 배출하는 몸으로 만들 수 있다.

건강의 선순환을 만드는 스트레스 관리

대부분의 사람들이 스트레스는 무조건 '나쁘다'는 인식을 갖고 있지만 스트레스는 우리 인체에 유익한 작용을 하기도 한다. 스트레스로 인한 적당한 긴장감은 우리 몸이 성장하는 데 도움이 된다. 하지만 현대인들은 스트레스에 만성화되어 보통 스트레스의 유해 작용에 더 많이 노출되어 있다.

스트레스는 질병을 유발시키기도 하지만 치료를 더디게 만들기도 한다. 여기에 더해 위산 등 소화액 분비를 억제시켜 정상적인 소화를 방해하고 장운동을 저하시켜 장내세균 불균형도 유발한다. 과민성장증후군이 있는 사람은 스트레스에 매우 취약한데, 스트레스를 받을 때마다 변비, 설사 등의 장운동 변화와 팽만감, 장 염증으로 인한 과민화로 복통을 겪게 된다.

따라서 스트레스에 어떻게 대처하느냐는 질병 치료에 중요한 변수로 작용하게 된다. 그럼 좀 더 자세히 스트레스을 예방하고 해소하는 방법에 대해 알아보자. 스트레스는 나만의 관리법을 찾는 게 매우 중요하다.

1. 스트레스를 정확하게 인식하자.

무엇 때문에 스트레스를 받는지, 그 강도는 어떠한지, 또 얼마나 오랫동안 스트레스를 받고 있는지 정확하게 알아야 한다. 일단 스트레스를 인지하면 흥분을 가라앉히고 어느 정도 거리를 둔다. 그렇게 감정과 사실을 분별한 뒤 객관적으로 문제를 파악하고 해결책을 찾는 것이 좋다.

2. 자신의 성격을 파악하자.

성격 유형별로 스트레스를 대응하는 방식에 차이를 보인다. 스트레스와 맞닥뜨리면 그 상황 자체를 회피하는 유형이 있는가 하면, 적극적으로 스트레스를 해소하고자 하는 유형도 있다. 이 유형은 자기 나름의 방법으로 스트레스를 극복해낸다. 또 스트레스를 일으킬 수 있는 원인을 애초에 차단하여 예방하는 유형도 있다. 나는 어떤 유형에 해당하는지 먼저 자신을 파악하는 것이 순서다.

3. 올바른 마음가짐을 갖자.

스트레스에 강해지기 위해서는 무엇보다 긍정적인 사고방식이 중요하다. 사소한 일에도 항상 즐겁게 웃다 보면 다른 긍정적인 정서들이 생겨남으로써 스트레스를 막아준다. 또 자신감을 높여 일을 수행하되 현실적인 기대감을 갖는 것이 좋다. 실현가능성이 적은 비현실적인 기대감을 품고 있으면 그것이 실현되지 않았을 때 큰 충격을 받으며 스트레스도 늘어난다. 자신의 감정에 솔직한 것도 중요하다. 감정을 억압하지 말고 적절한 방법으로 표출해야 스트레스를 해소할 수 있다.

4. 심신의 릴랙스 방법을 알아두자.

요가, 명상, 심호흡, 적당한 운동, 음악감상, 대인관계 등 '이완요법'이라 불리는 여러 가지 방법 중 나와 가장 잘 맞는 것을 선택하고 실천해보자. 신체가 적절히 이완되면 스트레스로 인한 신체 증상을 줄일 수 있을 뿐만 아니라, 긴장감, 압박감, 불안, 우울, 분노, 짜증 등 부정적인 감정을 줄일 수 있다. 운동은 우리 몸의 본능적인 경계 반응을 완화시키고 근육의 긴장을 풀어준다. 또 자신감을 길러주기 때문에 정신적 긴장을 해소하는 데 효과적이다. 스트레스를 받을 때 긴장된 신체를 가장 쉽게 이완시키는 방법은 복식호흡을 하는 것이다. 심장 박동수와 혈압 등은 스스로 조절하기 어렵지만, 호흡은 자신이 마음대로 조절할 수 있다. 숨을 들이마실 때는 배를 내밀면서 코로 천천히 들이마셨다가 숨을 참고 3~5초 정도 잠시 정지한다. 숨을 내쉴 때도 역시 천천히 배를 집어넣으면서 숨을 치아 사이로 조금씩 끊어서 내쉰 후 자세를 정돈한다. 매일 10분씩만 꾸준히 실천하면 큰 효과를 볼 수 있다.

스트레스 강도가 높아지고 장기간 지속되면, 피로가 쌓이고 흥분 상태가 유지되어 신경이 예민해진다. 신경안정제는 불안하고 초조한 증상을 일시적으로 누그러뜨리지만, 장기간 복용하는 것은 위험하다. 효과가 일시적이어서 복용을 중단하면 불안 증세가 다시 나타난다. 오래 복용하면 의존성이 높아지고, 금단 증상이 두려워지면서 불안감이 더 커진다. 스트레스로 인해 두통 등 신체적 증상 나타나면 충분한 휴식을 취해야 한다. 자신의 일상생활에 작은 변화를 줌으로써 기분을 전환하는 것도 스트레스 해소에 좋은 방법이다.

내 몸의 리셋 버튼, 간헐적 단식

단식은 인체 구석구석을 대청소함으로써 자연치유력을 일깨우는 치료법이다. 단식 요법은 몸의 독소를 제거하고 면역력을 높이며, 체질을 개선하고 자연치유력을 높여 다양한 질병 치유에 효과가 있다. 심지어 야생동물들도 질병의 위험이 느껴지면 본능적으로 단식을 한다. 이 말인즉슨, 단식을 통해 질병으로부터의 자연적인 회복이 가능하다는 것이다.

간헐적 단식은 곧 우리 몸에 리셋(Reset) 버튼을 누르는 것과 같다. 면역시스템과 세포대사의 재생 효과를 줌으로써 모든 기능을 원상태로 복구시켜주기 때문이다. 간헐적 단식이라고 하면 하루 혹은 그 이상 아무것도 먹지 않고 단식하는 것을 떠올리는데, 하루 중 12~16시간 동안 단식을 하는 것도 이에 해당한다.

우리 몸의 소화 과정은 위를 비롯한 오장육부의 유기적인 작업으로 매우 복잡하다. 다시 말해 소화 작업에는 위와 장의 연동작용인 물리적 작업, 담과 췌장의 화학적인 작업, 뇌의 소화호르몬 조절작업 등 인체의 모든 기관이 총동원되어 많은 에너지를 소모시키게 된다. 그렇기 때문에 음식의 소화흡수 작업으로 지쳐 있는 오장육부를 충분히 쉬게 해주는 시간이 필요한 것이다.

매일 간헐적 단식을 실천하는 경우 저녁 7시부터 아침 7시까지(혹은 그 이상) 진행하면 매우 높은 효과를 볼 수 있다. 또 6시 이전에 일찍 저녁식사를 끝내고 아침까지 아무것도 먹지 않는 것도 좋다. 이렇게 하면 인체는 밤에 위와 장을 쉬게 하고, 손상된 부분을 자연 치유하여 무너진 장을 복구하는 데 탁월한 효과가 있다.

간헐적 단식을 하면 설탕에 대한 욕구가 줄어들면서 염증이 완화되고, 각종 호르몬의 민감성이 올라가 에너지를 효율적으로 사용할 수 있게 된다. 24시간 단식을 할 경우 남자는 2,000%, 여자는 1,300% 이상 성장호르몬이 증가된다는 보고도 있다. 게다가 깊고 질 높은 수면에 들 수 있도록 해준다. 단식을 하는 시간 동안은 유전자 복구과정을 통해 조직재생을 촉진시킨다. 간헐적 단식이 만성질환을 예방한다는 연구결과도 있다. 간헐적 단식을 실천하는 사람 중에는 '머리가 맑아졌다'고 하는 사람들이 있는데, 장의 치유가 일어나면서 뇌의 집중력이 높아지기 때문에 그렇다. 또 배고플 때 인간의 뇌는 적극적으로 활기를 띠는데, 실제 단식 때 행복 호르몬인 세로토닌과 엔도르핀이 분비된다고 한다. 요즘은 대부분의 사람들이 다이어트를 위해 단식을 한다. 다이어트를 하는 사람들이 매일 이 간헐적 단식을 실천하면 지방을 태워 체중을 줄이는 효과를 볼 수 있다. 하지만 단식은 무엇보다 장을 정화하고 체질을 개선하는 효과가 있다.

체온 1도가 내 몸을 살린다

혹시 최근에 자신의 체온을 재어본 적이 있는가? 다들 36.5도일 것이라고 생각하지만 실제로 재어보면 35.5~36도 정도로 낮게 나오는 경우도 많다. 체온 1도 차이가 면역력과 신진대사에 큰 영향을 미친다. 체온이 1도만 떨어져도 면역력은 30%나 떨어지면서 각종 바이러스에 노출될 위험이 커지게 된다. 반면 체온이 1도만 올라가도 우리 몸의 면역력은 약 5배나 높아진다고 하니, 체온을 잘 유지하는 것이 질병으로부터 우리 몸을 지키는 길이다. 체온이 떨어지는 이유는 현대인들의 라이프스타일과도 맞물려 있다. 편리한 생활만큼이나 신체활동이 줄어들고, 여름에도 땀을 흘리기보다는 냉방기기를 사용하며 계절에 맞지 않게 생활하고 있는데, 이것이 체온에 꾸준히 영향을 미치는 것이다. 물론 이외에도 특정 질환에 의해 체온이 변화하는 경우도 있다. 체온이 1도 떨어지면 면역력이 저하되면서 가벼운 질병인 감기부터 면역력과 관련이 깊은 대상포진, 암 등의 발병률도 높아지게 된다. 또한 아토피, 천식, 알레르기 비염 등 알레르기질환에도 더욱 취약하게 된다. 체온이 떨어지면 혈액 내에 너지원이 제대로 연소, 배출되지 못해 당뇨나 고지혈증에 걸릴 확률도 높아지게 된다.

그렇다면 떨어진 체온을 높이기 위한 방법은 무엇일까? 우리 몸의 체온을 지키는 온열요법에 대해 알아보자.

1. 두한족열

혈액순환을 촉진해주는 두한족열이 체온 유지에도 좋다. 기본적으로 머리는 차갑게, 다리는 뜨겁게 해주어야 한다. 열이 난다는 것은 세포에서 에너지를 만드는 것이다. 주요 장기들은 심장, 폐, 장, 간 등 상반신에 많이 포진되어 있어 일을 많이 하므로, 열 역시 그만큼 많이 생성되는 것이다. 반대로 하반신에는 주요 장기들이 적으므로 에너지나 열을 많이 만들어내지 못한다. 그래서 항상 차다. 또 하

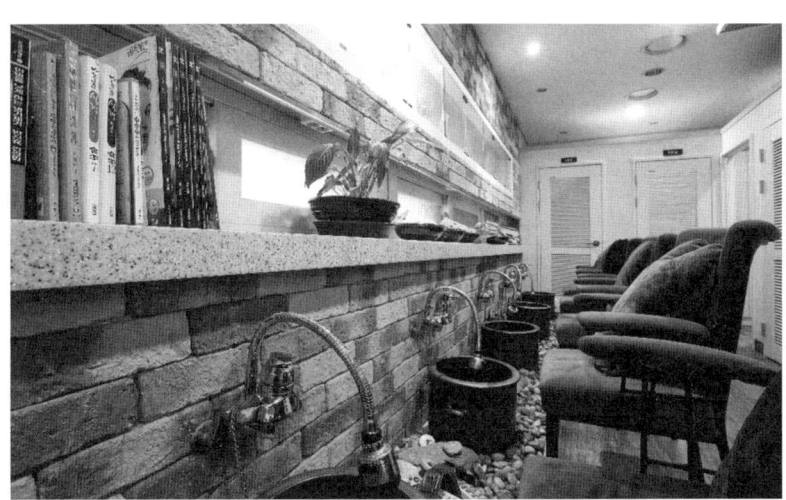

나는 중력이란 부분에 영향을 받는 것이다. 심장이 피를 내보냈을 때 하반신에서 중력의 영향으로 인해 돌아오는 것이 힘들다. 그래서 혈액순환이 힘든 만큼 하반신은 차가운 것이다.

따라서 평소에 두한족열을 유지할 수 있는 습관을 들여야 한다. 족욕과 같은 반신욕을 일상화하는 것이 좋다. 냉증을 제거한다는 것은 해독과 같다. 냉증 자체가 독소로 인한 것이기 때문이다. 또 하나 체온 유지를 위해 가장 중요한 것은 근육량을 키우는 것이다. 근육량이 많아지면 기초대사량이 올라가 에너지와 열 생산이 많아진다.

2. 체온면역온열요법

체온면역온열요법은 냉기, 즉 차가움이 건강의 적이란 인식에서 출발하여 의도적으로 환자의 몸 안에 열을 발생시켜 질병을 치료하는 자연요법이다. 만성질환뿐만 아니라 소화장애와 면역 불균형, 두통, 생리불순, 요통 등 일상에서 흔히 겪는 불편한 증상들은 몸에 냉기가 쌓여서 발생된다. 인체에서 발생되는 열을 정상수준 이상으로 상승시키면 면역력이 강화되어 인체에 침입한 병원균을 파괴시키고, 에너지 생성을 촉진하며, 불순물과 노폐물을 체외로 배출하는 데 많은 도움이 된다. 또 부교감신경을 항진시켜 긴장되고 굳어진 몸을 이완시킴으로써 스트레스로 인해 손상된 몸의 치유작용까지 할 수

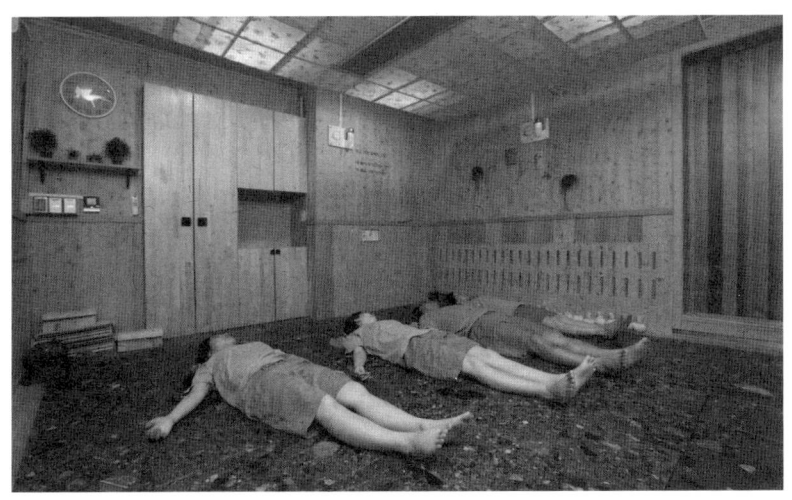

있다. 수족냉증 및 혈액순환 장애, 만성 스트레스, 부종, 자율신경 장애 등의 질병에 좋은 치료법이다.

3. 고주파 심부치료

인체의 세포는 열을 가해주면 손상된 부분을 고치라는 신호로 받아들여 세포 스스로 치유물질을 분비하여 세포를 정상으로 복구시키는 자연치유력 프로그램을 가동한다. 고주파 심부열은 각종 효소들의 활동성을 강화시켜 신진대사가 좋아지게 만들고, 에너지 생성을 촉진하며, 인체의 면역력을 최상으로 만들어준다.

복부 고주파 심부치료는 림프순환도 촉진시켜 몸 안의 독소와 노

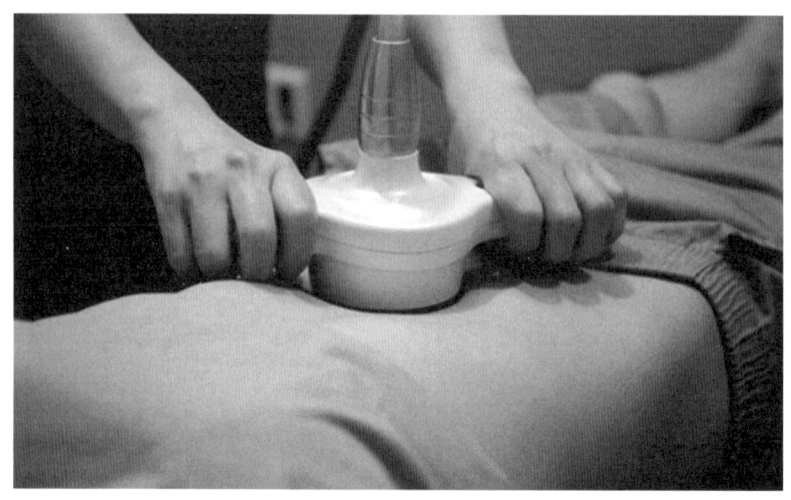

폐물들을 신속하게 배출시킨다. 또 위와 장으로 가는 혈류량을 증가시켜 위장세포가 충분한 영양을 공급받아 정상적인 기능을 할 수 있게 해준다. 고주파 심부치료를 하면 통증이 완화되고, 스트레스로 인해 활성화된 교감신경을 부교감신경으로 전환시켜 심신이 이완되어 안정화된다.

 필자가 온열요법을 하나가 아닌 복합적으로 하는 이유는 하나를 이용할 때보다 두 개 이상을 이용했을 때 질병에 대한 치유력이 더 높아지기 때문이다. 위에서 설명한 3가지 온열요법은 인간의 몸이 각각 다르기에 인체에 주는 치료 효과에도 차이가 있을 수 있다. 즉 어떤 기능은 강하게 작용하지만 다른 기능은 좀 약하게 작용할 수 있다. 그러나 온열요법을 복합적으로 적용하게 되면 서로 강한 치료 효과들이 상승작용을 하면서 치료 기간은 더 짧아지고 치료 효율은 올라가게 된다.

 저체온을 개선하는 생활 지침서 4가지

1. 소화기를 관리하라.
   - 찬 음식은 되도록 피하고 소화가 잘 되는 음식을 먹도록 한다. 특히 여성은 배를 따뜻하게 하고 따뜻한 물을 많이 마시는 게 좋다.

2. 규칙적인 운동을 해야 한다.
   - 적절한 운동은 신진대사를 원활히 해준다. 신진대사율이 떨어지면 비만으로 이어지기 쉽고 혈액순환을 방해해 저체온의 원인이 된다. 하루 20~30분의 적절한 운동은 심장 기능을 강화한다. 가만히 있으면 우리의 몸은 차가워지기 쉽다.

3. 따뜻한 물이나 한방차를 마시는 것도 좋다.
   - 소화기능을 좋게 하는 생강차, 신경을 안정시키고 따뜻한 성질이 있는 대추차, 심장의 기능을 좋게 하는 계피차를 마시면 좋다.

4. 올바른 자세가 중요하다.
   - 자세와 저체온이 무슨 상관이 있겠냐고 생각하기 쉽지만 평소 구부정하거나 나쁜 자세로 걷는다면 기와 혈의 순환이 어려워 목, 허리 통증까지 불러오고, 순환이 잘 되지 않아 몸이 차가워진다. 몸이 차다면 되도록 올바른 자세를 취하려 노력하고 1시간에 한 번은 팔다리, 허리 등을 쭉 펴주는 스트레칭을 해주는 것이 좋다.

뇌 해독의 유일한 방법,
수면이 중요한 이유

"잠을 잘 자는 게 그렇게 중요한가요?" "잠잘 시간에 다른 무언가를 하는 게 더 효율적이지 않을까요?" 이렇게 묻는 사람들이 있다. OECD 국가 중 잠 부족 국가 1위인 우리나라 사람의 질문답다. 물론 배움을 위해, 인간관계를 위해, 또 성공을 위해 잠잘 시간까지 아껴가며 열심히 달려가는 것은 무척 중요하다. 하지만 건강을 빼놓고 이 모든 이야기가 가능할까? 열심히 배우는 것도, 성공을 이루는 것도 우리 몸이 건강할 때에야 비로소 의미가 있다. 그리고 수면은 우리의 건강을 지키는 데 매우 중요한 역할을 한다. 좋은 음식, 좋은 약 등 다른 모든 걸 다 지키고도 수면을 제대로 취하지 못하면 그 효과는 절반으로 줄어들고 만다.

양질의 수면은 뇌기능을 개선하고 수명을 연장하며 체력과 에너지를 증진시키는 등 건강의 모든 국면을 개선하는 데 매우 중요한 요인으로 작용한다. 수면의 질이 낮거나 양이 줄면 심장병, 비만, 암에 걸리기 쉬워진다. 낮에 활동하고 밤에 잠을 자는 것은 쉽고 당연한 일이지만, 현대인은 밤과 낮이 뒤바뀐 생활이 습관처럼 되는 경우가 많다. 이러한 생활은 건강을 해치며 단명의 지름길이 된다. 잠을 자는 동안 우리 몸에서는 심신을 치유하는 여러 작용이 일어난다. 낮에 쌓인 젖산이 배출되고 피로를 해소해주며, 뇌에 축적된 노폐물들을 배출하고 손상된 세포와 조직들을 재생, 복구하여 몸을 재정비하는 시간을 갖는다. 따라서 잠을 못 자는 것 자체가 인체에는 스트레스로 작용되어 스트레스 호르몬(코르티솔)이 급증하는데, 이 코르티솔은 뇌 속에 기억을 담당하는 해마 신경세포를 파괴하여 치매로 이어지게 만든다. 정상인에 비해 해마가 작은 불면증 환자의 치매율이 높은 이유다. 또한 인체 대사과정도 엉망으로 만들어 심혈관질환을 비롯하여 비만 대사증후군 등의 질환을 유발하기도 한다.

필자는 환자들이 찾아오면 가장 먼저 두 가지 질문을 던진다. 바로 "식사는 제대로 하십니까?"와 "잠은 푹 주무십니까?"이다. "어디가 아프냐?" 하는 질문만큼이나 이 두 질문은 중요하다. 질병 치료를 위해 좋은 약을 먹고 음식으로 관리를 한다 하더라도 생체시계에 어긋나는 생활 패턴을 가지고 있다면 우리 몸의 재생 및 복구는 힘들어진다.

잠을 자면서 우리 몸에는 치유와 해독이 일어나는데, 자는 동안 치유호르몬인 멜라토닌이 뇌에서 분비되어 항산화, 항암작용 등의 면역작용을 한다. 또 새벽 1~3시 사이에는 멜라토닌과 성장호르몬의 작용으로 손상된 신체를 복구, 재생하며 두뇌의 청소를 진행한다. 성장호르몬은 지방을 분해해서 세포와 조직을 복구시키고, 유전자 복구 재생 프로그램을 가동시켜 인체의 자연치유력을 극대화한다. 숙면을 취하는 사람들은 뇌의 성장인자 분비를 촉진해 뇌세포를 생성하고 뇌의 가소성도 변화시킨다. 이 경우 낮에 학습한 것들을 장기기억으로 저장하는 효과가 있기 때문에 학습 효과를 극대화할 수 있다. 한창 배움의 시기에 있는 청소년들에게 수면이 중요한 이유다. 그 뇌에 축적된 독소를 배출하는 뇌 해독은 수면 중에만 가능하다.

그런데 우리가 숙면을 취하지 못하는 이유는 뭘까? 어떤 사람들은 "잠 좀 자고 싶다"며 불면증의 어려움을 토로하고, 또 어떤 사람들은 "자도 자도 피곤하다"며 질 낮은 숙면의 고통을 호소한다. 기본적으로 심리적인 스트레스가 많은 경우 수면을 취하기가 어렵다. 쉬운 말로 신경 쓸 것이 많다거나 고민거리로 심리적 압박을 받을 때 잠이 쉽게 들기 힘들다. 또 장누수로 인해 뇌에 염증이 있을 경우에도 불면증이 일어난다. 따라서 수면에 장애가 있다면 간과 장의 해독을 통해 독소를 제거하고 염증을 치료해주어야 한다. 고압산소, 오메가3 섭취, 항산화제, 유산균을 섭취하는 것도 도움이 된다. 또한 하루 30분 이상 햇빛을 쏘이면서 비타민 D를 보충할 필요가 있다. 때때로 "잠을 못 자서 멍해요." 하는 사람들이 있는데 수면이 부족하면 집중력, 판단력, 기억력이 모두 흐려지고 뇌의 기능이 떨어지기 때문에 그럴 수 있다. 또 수면을 이루지 못하는 시간이 장기화되면 우울증이 오고 스트레스가 다시 발생하는 식으로 나쁜 사이클이 반복된다. 피부는 당연히 건조하거나 맑지 못하며, 몸의 면역기능도 저하되어 질병에 대한 저항력도 감소한다. 수면을 충분히 취할 수 있도록 식습관, 생활습관을 바꾸고 심각한 경우 반드시 전문가의 도움을 받아서 치료를 시작해야 할 것이다.

가장 좋은 수면 습관은 매일 7~8시간의 수면을 취하는 것이다. 우리 몸의 재생은 밤 11시경부터 시작이 되므로 11시 이전에 잠자리에 들어 7~8시간의 수면을 취하되, 중간에 깨지 않는 것이 좋다.

TIP 질 좋은 수면을 위한 습관

4 시간	+	8 시간	=	12 시간
저녁식사 후 수면까지의 시간		• 두뇌와 몸을 해독 • 손상된 신체 재생, 복구 • 위장을 쉬게 한다 • 학습효과 극대화 • 항산화 작용 • 면역 작용		저녁 6~7시부터 익일 아침 6~7시까지 음식 섭취 금지

저체온, 저산소를 막는 운동

　운동을 매일 적당량 해주면 좋다는 것은 누구나 알고 있는 상식이다. 그러나 바쁜 일상에 치여 가장 실천하기 힘든 것이 바로 운동이기도 하다. 매일 10분씩이라도 시간을 내어 간단한 스트레칭을 실천한 사람과 그렇지 않은 사람의 노화 상태를 보면 눈에 띄도록 차이가 난다고 하니 그 효과가 얼마나 엄청난지 알 수 있을 것이다. 운동을 하면 우리 몸에서 에너지를 만들어내는 공장인 미토콘드리아의 수와 기능이 향상되며 모세혈관이 생성된다. 무산소 운동은 근육을 만들어주고 유산소운동은 혈액순환을 촉진하고 독소와 노폐물이 배출되는 것을 도와준다. 그래서 오랫동안 유산소운동을 해온 사람들의 경우 피부가 맑고 혈액순환이 잘 되는 경우가 많다. 운동을 하면 체온이 상승되는 효과를 통해 면역력도 강화되고 체내 산소량도 증가한다.

　운동을 하지 않는 사람보다 훨씬 더 숙면을 잘 취할 수 있다는 장점도 있다. 스트레스를 많이 받을 때마다 운동을 통해 해소를 하는 사람들도 많은데, 실제로 운동을 하면 엔도르핀이 분비되어 기분의 변화도 느낄 수 있다. 또한 몸을 많이 움직이지 않는 사람에 비해 치매에 걸릴 확률도 훨씬 줄어드는데, 이는 운동을 통해 뇌세포의 기능이 강화되기 때문이다. 체중조절에도 당연히 도움이 된다.

"식사 전후 언제 운동을 하는 것이 좋나요?" 하는 질문을 많이 받는데, 식사 전후 운동은 모두 효과가 있다. 식사 전은 소화효소 분비를 위해, 식사 후는 소화를 원활하게 하는 데 도움이 된다. 무엇이든 과한 것은 안 하는 것보다 못하다고 했으므로, 운동은 무리하지 않는 선에서 가볍게 매일 지속할 수 있도록 하는 게 중요하다. 걷기, 산책하기 등이 좋은 예이며 수영도 많은 도움이 된다. 자연환경에 몸을 노출시킬 수 있는 등산이나 자전거 타기도 좋은 운동법이다.

Chapter 4
치유 전략 세 번째, 내 몸이 잘 배출하는가

• • •

잘 먹는 것만큼이나 중요한 것이 잘 배출하는 것이다. 대사가 원활하지 못하거나 장에 문제가 있을 때, 스트레스로 인해 각종 인체의 기능이 저하되어 있을 때 우리 몸은 정상적인 소화를 하지 못함은 물론, 해독 작용을 하지 못해 몸에 독소를 쌓게 된다. 따라서 이번 장에서는 우리의 몸을 잘 배출시키는 몸으로 만들어주기 위한 가장 중요한 일, '해독'에 대해 알아보려고 한다. 해독은 어쩌다 한 번씩 해야 하는 치료라기보다는 건강을 위한 지속적인 습관과도 같다.

피로하지 않는 몸, 맑은 두뇌, 깨끗한 피부, 소화가 잘 되는 몸, 다이어트가 잘 되는 몸은 모두 해독을 통해 시작된다. 질병의 치료 역시 해독을 통해 몸에서 치료에 방해가 되는 모든 요소를 제거할 때에 비로소 극대화된다는 사실을 기억하자.

건강을 위한 습관, 해독

 병에 걸리지 않으려면 독소에 대한 노출은 최소화하고, 해독을 하는 장기인 장과 간, 신장과 피부, 그리고 폐 등 신체 기관들의 해독기능을 높여야 한다. 식이요법으로 해독을 할 수도 있지만 가장 효율적인 방법은 전문성 있는 해독제품을 섭취하는 것이 좋다.
 인체에 들어오는 약간의 독소는 자연치유력이 해결하도록 되어 있다. 설사 조금 많은 독을 먹었다고 해도 자연치유력이 살아 있다면 인체는 충분히 극복할 수 있을 것이다. 즉 미리미리 돌을 치워둔다면 물길이 막히는 일은 없을 것이며, 제때 해독을 한다면 병으로 고통받는 일은 일어나지 않는다. 자연치유력이 인체를 지킬 것이기 때문이다.
 몸을 치료하는 데에는 여러 방법이 있지만, 몸에 좋은 것을 받아들이고 나쁜 것을 빼낼 수 있는 환경을 만들어주기만 해도 우리 몸은 스스로 운영될 수 있는 시스템을 가지고 있다. 때문에 좋은 환경을 만들어주는 것이 매우 중요하다. 많은 사람들이 몸이 제대로 돌아갈 수 있는 상태를 만들지도 않고 무분별하게 약이나 기능식품을 통해 치료하려 한다. 하지만 그런 방법은 일시적인 효과만 있을 뿐 결코 완치로 이어지지 못한다. 해독은 단순히 장을 비우거나 체중을 줄이기 위해서가 아니라 우리 몸에 쌓인 독소를 빼서 염증을 잡고, 각각의 장기가 제 역할을 잘 수행할 수 있도록 돕는 데에 그 목적이 있다.

자, 그러면 각 장기의 해독과 프로그램을 살펴보자.

1. 장 해독

대장은 우리 몸에서 하수구 역할을 한다. 하수구가 막히면 세균이 득실득실하고 악취가 나듯이 독소로 인해 장이 제 기능을 못하면 우리의 장은 독소 노폐물이 쌓이게 된다. 그러면 해로운 세균들이 번식하기 좋은 환경이 되어 늘어난 세균들이 건강을 위협하고 많은 질병을 만들어낸다. 따라서 정기적으로 장 해독을 해주는 것은 몸의 각종 질환을 치료하는 데 매우 도움이 될 뿐만 아니라 장누수를 사전에 방지해준다.

> **TIP** 장 해독을 하면?
>
> 1. 덜 소화된 음식을 대사하여 소화를 돕는다.
> 2. 독소배출을 촉진한다.
> 3. 장세포벽을 안정화시키고 보호한다.
> 4. 비만과 대사증후군을 억제한다.
> 5. 건강한 면역반응을 만든다.
> 6. 염증을 완화시킨다.
> 7. 정신 건강을 강화시켜 불면, 우울, 자폐증, 발달장애를 개선한다.
> 8. 미네랄, 비타민 등의 영양흡수를 촉진한다.
> 9. 가바, 세로토닌 등의 신경전달물질을 생성한다.

장 해독은 소화기관이 더 효율적으로 일할 수 있게 만들어주면서 변비, 설사, 과민성대장증후군을 치료하고 예방해준다. 뿐만 아니라 비타민과 미네랄 흡수를 잘할 수 있게 만들어주고, 체중조절에도 도움이 되며, 비만을 예방하고 대장암의 위험을 줄여준다. 장 해독은 임신 확률을 높이고 손상된 장을 빠른 속도로 복구하며, 염증성 장 질환을 치료하는 데에도 탁월한 역할을 한다. 자가면역질환과 알레르기질환 예방과 치료에도 장 해독은 필수적이다.

2. 간 해독

간에서 생산하는 담즙은 장에서 지방을 소화하는 역할을 하는데, 간기능이 좋아야 소화기능도 좋아진다. 담즙은 지방소화를 할 뿐만 아니라 장운동을 촉진하여 배출을 원활하게 해준다. 또한 세균에 대한 살균기능도 있어 유해균의 증식을 막으면서 장내세균 균형을 만드는 데도 관여한다. 인체의 방어막인 장이 손상되면 장누수로 인해 외부에서 들어온 많은 독소들이 배출되지 않고 우리 몸의 순환계로 들어오게 된다. 또한 몸 안에서 생성되는 내부독소인 대사 노폐물과 독소들, 스트레스 호르몬, 성호르몬들도 사용이 끝나면 독소로 작용하기 때문에 이를 몸 밖으로 내보내야 한다. 간에서 이 일을 담당하기 때문에 간은 항상 건강한 상태를 유지해야 하는 것이다. 매일 독소들과 싸우는 간의 기능을 정상으로 유지하고 소화가 잘 이루어지기 위해서는 정기적으로 간 해독을 해주는 것이 좋다.

> **TIP** 간 해독을 하면?
>
> 1. 강력한 살균작용을 통해 혈액순환 및 혈액정화를 돕는다.
> 2. 항산화작용을 한다.
> 3. 간기능을 강화하고 간세포의 재생을 촉진한다.
> 4. 소화기능을 향상시킨다.
> 5. 기억력을 향상시킨다.
> 6. 고혈압과 동맥경화를 예방한다.
> 7. 장운동을 촉진하여 배설능력을 강화한다.
> 8. 피로개선의 효과가 있다.
> 9. 위장, 비장, 뼈를 튼튼하게 하고 신장을 보호한다.

3. 신장 해독

신장은 우리 몸에 쌓인 노폐물을 소변으로 빼내는 역할을 한다. 혈액 속의 물과 전해질의 비율을 적절하게 조절하고, 혈류량을 조절해 혈압을 조절한다. 또한 호르몬을 분비하는 기능을 하며 비타민 D를 활성화시켜 장에서 칼슘을 섭취하게 만든다. 산소를 운반하는 적혈구의 생산 여부도 신장이 조절할 정도로 24시간 동안 쉴 새 없이 돌아가는 주요 장기 중 하나인 셈이다. 여기에 독소가 쌓이면 노폐물이 배출되지 않아 결석, 통풍이 오고 체액을 유지하기 힘들어 부종이 발생한다. 전해질 균형기능을 상실하면 고혈압이 발생하고 비타민 D의 합성이 어려워 면역기능이 저하된다.

 신장 해독을 하면?

1. 혈액 내 활성산소(염증)를 제거한다.
2. 혈액을 정화한다.
3. 이뇨작용을 돕는다.
4. 몸의 삼투압을 조절한다.
5. 적혈구를 생산해 빈혈 증세를 완화한다.
6. 노화를 방지한다.
7. 지질과산화/단백질과산화/당과산화를 억제한다.
8. 혈관 및 혈액 건강을 강화한다.
9. 간 독소 제거 및 신장기능을 강화한다.
10. 체내 중금속을 제거한다.

우리는 사실 모든 환경 속에서 독소에 노출되어 있다 해도 과언이 아니다. 음식, 농약, 중금속, 독성 화학물질, 세균, 곰팡이 등이 우리의 해독능력을 압도하는 세상이다. 인체의 조직과 장기에 쌓인 독소들을 내보내고, 해독기관들이 독소를 분해하여 잘 내보낼 수 있도록 세포의 해독기능을 복구시켜주는 것만으로도 질병을 치료하는 데 많은 도움이 된다. 필자는 비만 환자들을 치료할 때 당장 살을 빼기 위한 식이나 운동을 제안하기 이전에 몸의 각 장기가 체중을 조절할 수 있는 정상 기능을 회복하도록 하는 것을 우선으로 삼는다. 질병의 치료도 마찬가지다. 무너진 장벽을 복구하고 우리 몸에 더 이상 독소와 염증이 생기지 않도록 하는 데 초점을 맞춰야 한다. 그러기 위해서 우리의 장기가 제대로 건강하게 돌아가도록 해독을 해주어야 한다.

독소가 비만, 만성질환, 퇴행성질환 등으로 발전하는 것을 예방하고 치료 효과를 높이기 위해서는 전문가의 도움을 받아 해독을 해주는 것이 좋다. 불규칙한 해독은 의미가 없다. 우리가 먹는 음식은 독소로 가득하기 때문에 늘 해독기관을 가동시켜야 한다. 독소가 몸속에 축적된다면 위와 장이 손상되어 제 기능을 발휘할 수 없게 되고, 그렇게 되면 위벽과 장벽에 염증을 일으켜 소화장애를 불러온다. 그럼 자연치유력을 망가뜨리는 악순환의 시스템에 불이 켜지는 것이다. 최적의 방법으로는 해독 전문가를 만나 전문 해독프로그램을 선택하는 것이 좋다. 최소한 1년에 한 번 이상은 정기적으로 해독하는 습관을 가지도록 하자.

마지막으로 프로그램 외에 매일 실천할 수 있는 10가지 해독 습관은 다음과 같다. 내 몸을 해독하는 생활습관을 지속하면서 더 이상 독소가 쌓이지 않는 몸을 만들어보자.

> **TIP 내 몸을 해독하는 매일 습관 10**
>
> 1. 좋은 물을 마셔라.
> 2. 항염증 식이를 섭취하라.
> 3. 간헐적 단식을 하라.
> 4. 규칙적으로 운동하라.
> 5. 야채주스와 야채식을 즐겨라. → 녹색 잎, 색깔 있는 야채, 십자화과 야채(양배추, 케일, 꽃양배추, 시금치, 브로콜리 등) 등으로 주스를 만들면 도움이 된다.
> 6. 원적외선 사우나를 사용하라.
> 7. 수면의 질을 높여라.
> 8. 필수지방산을 섭취하라(오메가3와 오메가6을 1:1 비율로 균형 있게 섭취).
> 9. 장운동성을 향상시켜라. → 장 해독(유산균 섭취)
> 10. 고품질의 해독 시스템을 사용하라. → 전신 해독

Epilogue

　나는 지난 28년간 우리 몸을 아프게 하는 5가지 근본 원인과 눈에 보이지 않는 질병의 근본 원인 4가지를 찾는 데 모든 시간과 열정을 쏟아왔다. 때때로 그 과정이 힘들고 어려웠지만, 거의 평생을 쏟아 이 작업을 해온 것에 대해 후회는 하지 않는다. '아프다'고 고통을 호소하는 수많은 사람들이 다시 행복을 찾고, 삶의 의미를 찾고, 꿈을 찾아 자신의 자리로 돌아가는 것을 지켜보았기 때문이다. 그들을 보면서 의료인으로서 보람을 느끼고, 또 더욱 열심히 연구하여 아픈 사람들이 조금이라도 빨리, 근본적인 치유를 할 수 있도록 도와야겠다는 다짐을 하게 된다.

　몸이 아픈 원인은 너무나 다양하고 그 범위도 방대하기에 이 한

권에 모든 내용을 다 집약하기는 힘들다는 것을 잘 알고 있다. 하지만 일반인들이 최소한으로 알아야 할 정보를 이해하기 쉽게 풀어내기 위해 노력했다. 문제가 잘 풀리지 않을 때는 그 문제와 정면으로 마주하고, 문제 속으로 아예 깊이 들어가 버리는 것이 답이 될 때가 있다. 이 책이 건강과 질병에 있어 그러한 역할을 하기를 바란다. 몸이 아프면 일상에서부터 일까지… 모든 활동에 있어 힘들어지기 마련이고, 나중에는 의료쇼핑에 중독되어 의미 없는 치료를 반복하거나 아니면 극단적으로 몸을 내버려 둔 채 그냥 하루하루 살아가게 된다. 이때 이 책이 한 줄기 희망이 되길 바란다. 이 책을 통해 몸을 들여다보고, '아, 내 몸의 질병이 이렇게 시작된 거구나!' 하는 것을 깨닫고 포기하지 않고 치료를 시작해보길 바란다.

사소해 보이지만 작은 생활습관, 식습관, 스트레스 관리, 올바른 해독 습관만으로도 우리 몸은 치유가 시작될 수 있다. 그리고 전문가의 도움을 받아라. 환자의 노력과 전문가의 도움은 그동안 고통받아왔던 몸을 완전히 치유하고 행복한 삶을 되찾게 해줄 것이다.

이 책을 쓰는 과정에서 도움을 준 분들에게 깊이 감사드린다. 또한 나를 믿고 찾아주시는 모든 환자분들, 나와 함께 그 환자분들을 정성껏 돌보아주는 우리 내몸사랑한의원 가족과 내몸사랑 연구원들에게 고마움을 전한다. 그리고 밤낮으로 공부에 매진하는 나를 이해하고 사랑해주는 나의 가족들에게도 감사의 마음을 전한다.

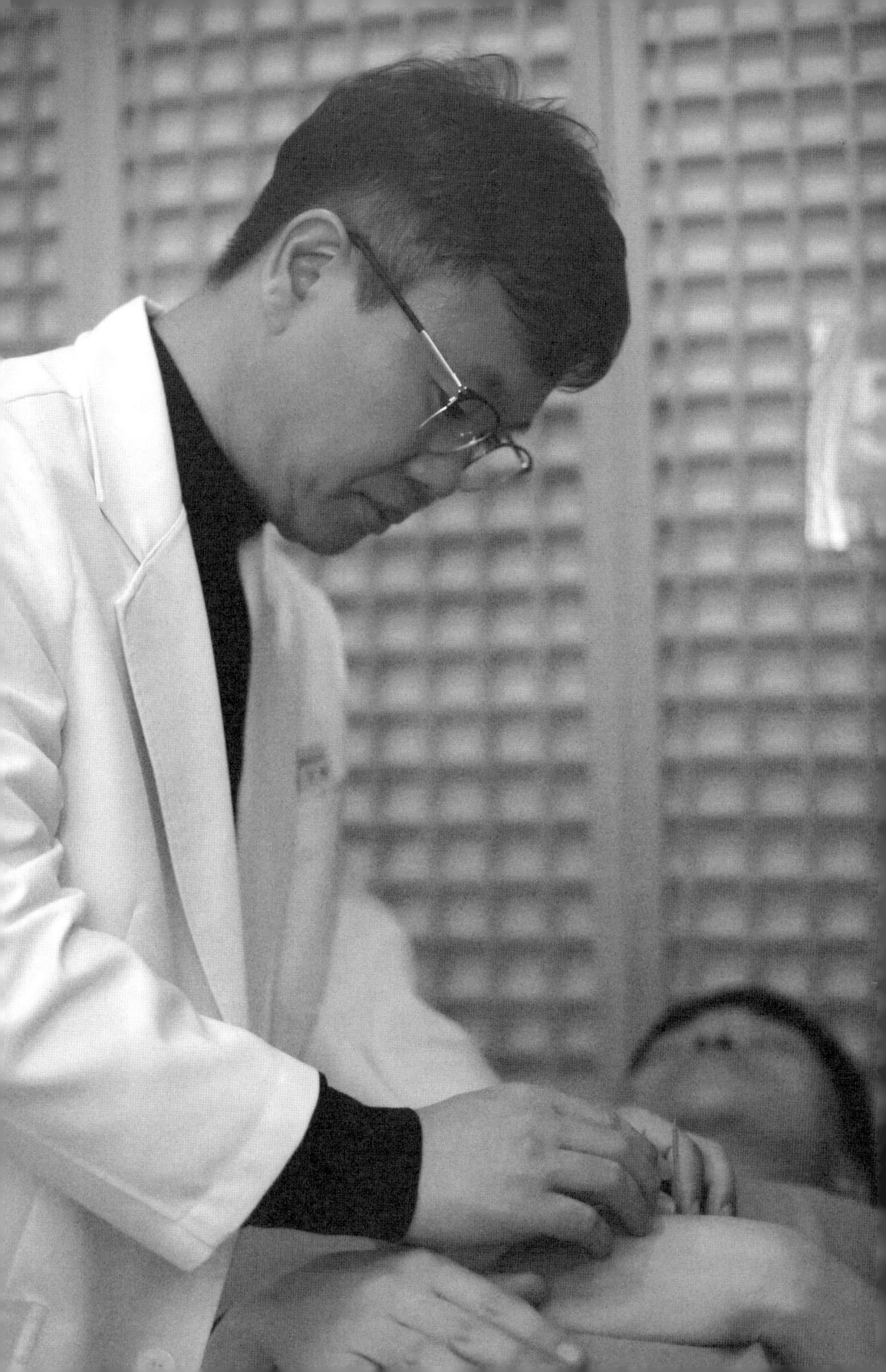

그 누구도
당신이 아픈 진짜 이유를
말해주지 않는다

펴낸날　초판 1쇄 2021년 1월 7일

지은이　강신용
펴낸곳　내몸사랑연구소
출판등록　2015년 10월 6일 제406-251002015000190호
(07788) 서울 강서구 마곡중앙로 161-8, 두산더랜드파크 B동 1104호
전화 02)6365-2001　　팩스 02)6499-2040
8_day@naver.com

ISBN 979-11-87509-52-3 (03510)

이 도서의 국립중앙도서관 출판시도서목록(CIP)은 서지정보유통지원
시스템 홈페이지(http://seoji.nl.go.kr)와 국가자료공동목록시스템
(http://www.nl.go.kr/kolisnet)에서 이용하실 수 있습니다.
(CIP제어번호: CIP2020053891)

• 책값은 뒤표지에 표시되어 있습니다.
• 잘못된 책은 구입하신 서점에서 교환해 드립니다.